DR. MED. DOROTHEE STRUCK

# NATÜRLICH VERHÜTEN

## SICHER, PILLENFREI, GEFÜHLSECHT

# THEORIE

# PRAXIS

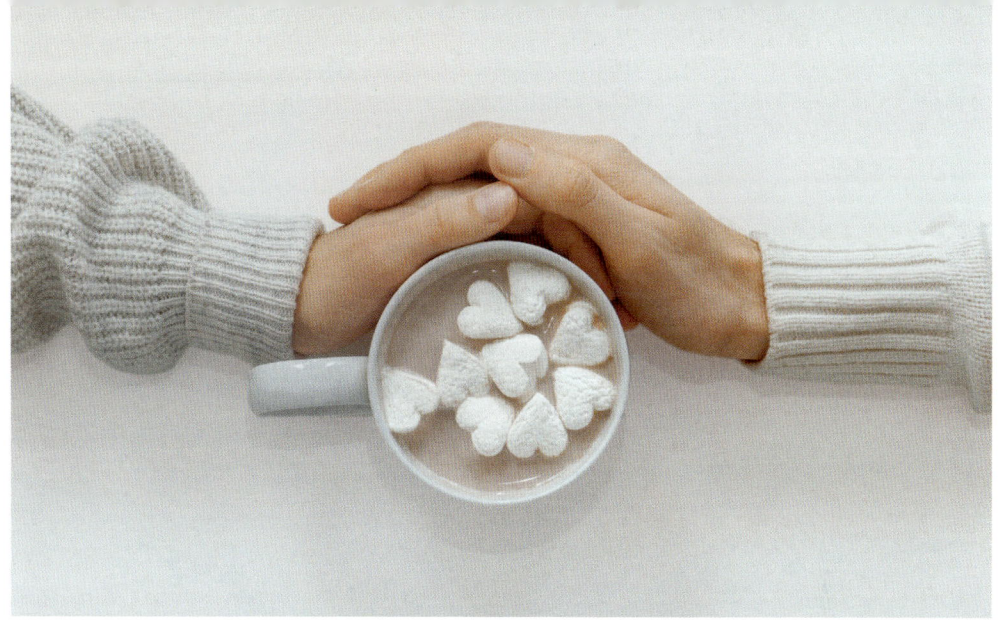

*Die Autorin: erfahrene Expertin rund um weibliche Fruchtbarkeit, hormonfreie Verhütung und natürliche Familienplanung.*

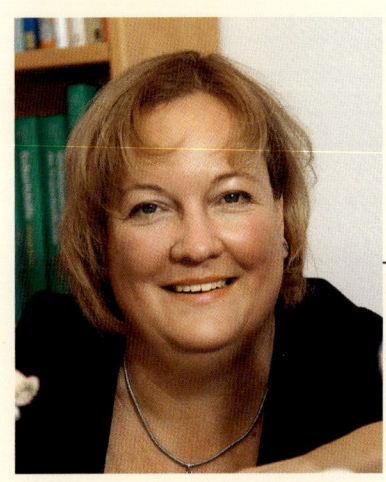

### Dr. med. Dorothee Struck

ist Fachärztin für Frauenheilkunde und Geburtshilfe sowie Ärztin für Naturheilverfahren. Seit 2005 in eigener Praxis in Kiel niedergelassen, beobachtet Dr. Dorothee Struck seit Jahren, dass viele junge Frauen zwar ohne Hormone verhüten möchten, es aber am Wissen darüber fehlt, wie gut und sicher das möglich ist und welche Optionen Frauen haben. In dieses Buch fließen über 25 Jahre Erfahrung aus eigener Anwendung und aus der Beratung von Patientinnen ein. Seit 2015 bloggt Frau Dr. Struck zum Thema Verhütung, hält Online-Kurse und Webinare, um ihr umfangreiches Wissen über Verhütung auch für die Frauen nutzbar zu machen, die nicht in ihre Praxis nach Kiel kommen können.

# EIN WORT VORAB

Die Möglichkeit zu haben, Schwangerschaften zu planen, ist ein Herzstück unserer Freiheit als moderne Frauen im 21. Jahrhundert. Nicht ständig in der Angst zu leben, in einer Beziehung ungewollt schnell schwanger zu werden, ist gut. Das macht uns frei von einer Sorge, die unsere Ahninnen noch allzu gut kannten. Die Freiheit, in Ruhe Schule, Ausbildung oder Studium beenden zu können, einen Platz im Leben zu finden und zu überlegen, ob ich genau mit diesem Mann, mit dem ich im Moment zusammen bin, eine Familie gründen möchte, gibt uns Frauen heute viele Möglichkeiten, unser Leben selbst zu gestalten. Aber: Keine Verhütungsmethode ist hundertprozentig sicher. Ein geringes »Restrisiko« für eine Schwangerschaft ist immer gegeben, sobald eine Frau mit einem Mann Geschlechtsverkehr hat und dabei Samenflüssigkeit in die Scheide gelangt.

In den letzten 50 Jahren sind medikamentöse Methoden, vor allem die hormonellen Verhütungsmethoden Pille, Pflaster, Ring und Hormonspiralen sehr in den Vordergrund gerückt. Sie bieten alle eine sehr hohe Sicherheit, allerdings um den Preis, dass sie in körperliche Abläufe eingreifen und wie jedes Medikament, das wirkt, auch Nebenwirkungen hervorrufen können. Viele Frauen tendieren zu natürlichen, den Körper nicht beeinflussenden Verhütungsmethoden. Der Wunsch nach hormonfreier Verhütung kann der Auftakt zu einer spannenden Reise sein, auf der Sie Ihren Körper entdecken und seine Sprache lesen lernen sowie die Verantwortung für die Gesundheit in die eigenen Hände nehmen können. Ihr Körper wird es Ihnen danken!

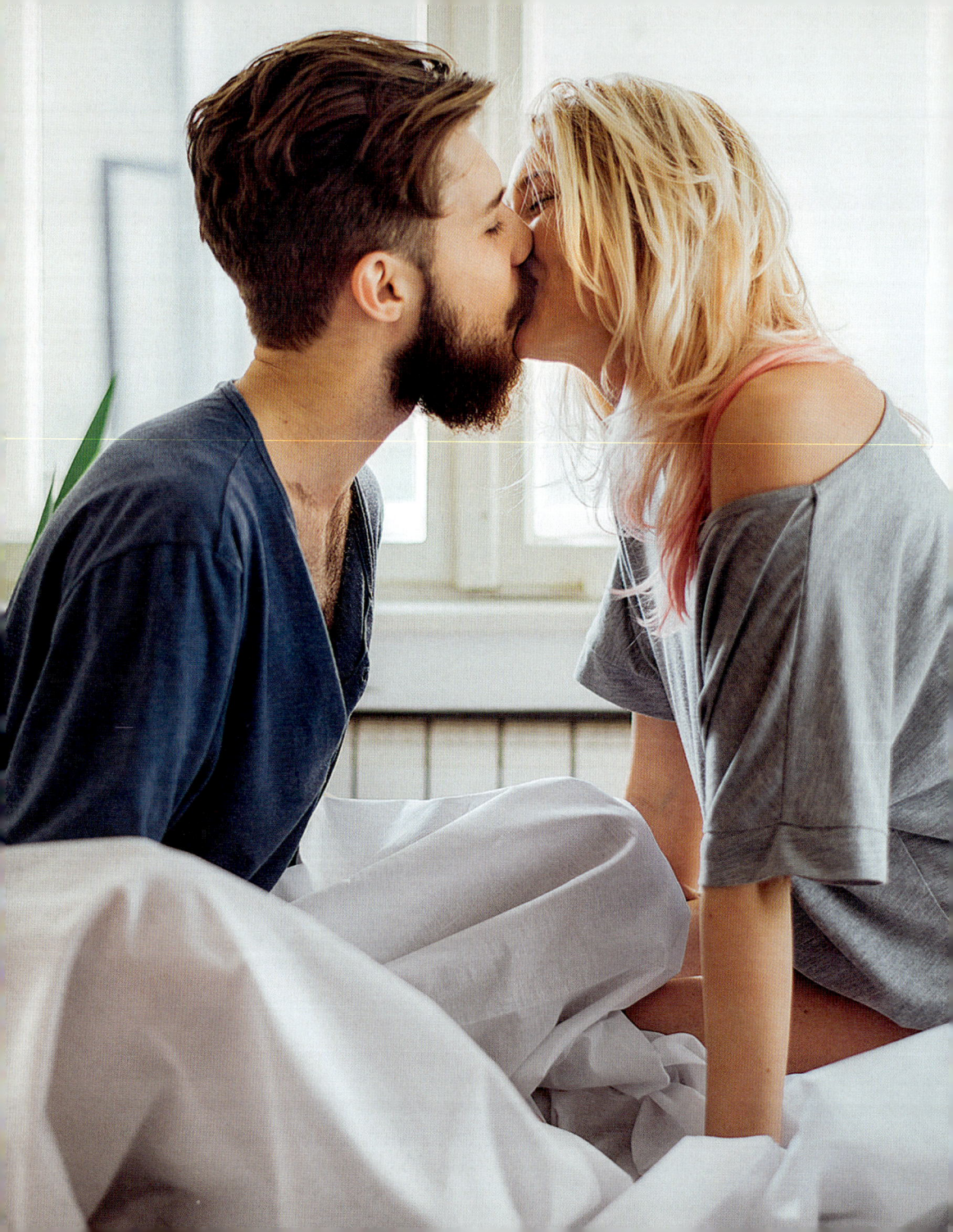

# VERHÜTUNG, DIE ZU MIR PASST

Nur Mut: Zur sicheren Verhütung brauchen Sie weder Hormone noch Apps oder Zykluscomputer. Verhütung mithilfe natürlicher Familienplanung (NFP) und Barrieremethoden zu lernen, ist leichter, als man denkt.

WELCHE VERHÜTUNGSMETHODEN GIBT ES?

8

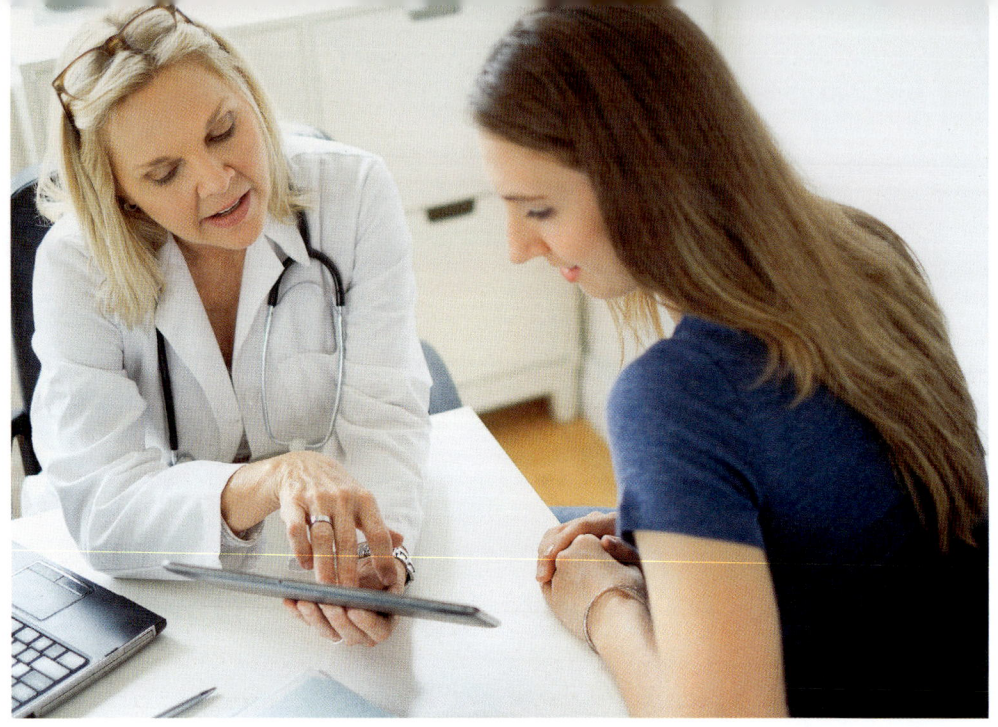

# WELCHE VERHÜTUNGS-
# METHODEN GIBT ES?

## NATÜRLICHE VERHÜTUNG
## LIEGT IM TREND

Viele junge Frauen haben schon als Teenies begonnen, die eine oder andere Pille zu nehmen, und fragen sich nach fünf bis zehn Jahren, wie ihr Körper ohne die regelmäßige Hormoneinnahme funktionieren würde. Sie sind pillenmüde, haben selbst Nebenwirkungen erlebt, kennen solche von Freundinnen oder haben Angst davor. Meldungen über ein erhöhtes Thromboserisiko oder andere Kritik an der Pille lassen viele hellhörig werden. Auch die Risiken, die Raucherinnen eingehen, wenn sie gleichzeitig die Pille nehmen, bewegen viele dazu, über ihre Art der Verhütung nachzudenken und gegebenenfalls nach Alternativen zu suchen, die nicht in den Hormonhaushalt eingreifen.

## Ein Kind ja, aber nicht sofort

Manche machen sich Sorgen, ob ihr Zyklus nach Absetzen der Pille schnell wieder anspringt. Sie planen zwar aktuell noch kein Kind, möchten aber einen natürlichen, regelmäßigen Zyklus erleben als Zeichen dafür, dass ihr Körper funktioniert und sie fruchtbar sind. Oder die Liegezeit ihrer Spirale läuft ab, ohne dass sie sich für weitere drei bis fünf Jahre festlegen wollen. Und wenn in ein bis zwei Jahren Nachwuchs geplant ist, sind die Kosten für das Legen einer neuen Spirale unverhältnismäßig hoch.

## Clean Lifestyle

Andere junge Frauen leben vegetarisch oder vegan, legen großen Wert auf Nachhaltigkeit und machen sich Sorgen über die Auswirkungen, die die Abbauprodukte einer hormonellen Verhütung auf die Umwelt haben. Berichte über Östrogenreste, die in Flüssen und Ozeanen gefunden werden, sind für sie Anlass, nach hormonfreien Verhütungsmethoden zu suchen. Nicht zuletzt passt die tägliche Einnahme künstlicher Hormone nicht zu Lifestyle und Selbstbild junger Frauen, die versuchen, ohne synthetische Zusatzstoffe biologisch zu essen, und auch für die Körperpflege nur Naturkosmetik verwenden.

## Pillenmüde?

Manche jungen Frauen haben nach Jahren der Pilleneinnahme einfach keine Lust mehr, täglich ein Medikament einzunehmen, selbst wenn sie sich aktuell kein Kind wünschen. Sie fragen sich, wie es wohl wäre, ihren Körper ohne die regelmäßige Hormondosis zu spüren und zu erleben, wie sich der eigene, natürliche Zyklus anfühlt.

## Nebenwirkung »Libidoverlust«

Sandra P., 21 Jahre, kommt als Patientin zur jährlichen Krebsfrüherkennungsuntersuchung und strahlt mich an: »Frau Doktor, sonst hatte ich immer Fragen zu Problemen mit meiner Verhütung, aber dieses Mal bin ich zum ersten Mal so richtig zufrieden und begeistert von meiner Methode. NFP ist einfach super! Ich lerne so viel über meinen Körper, kann Symptome und Beschwerden, die mich früher manchmal beunruhigt haben, besser zuordnen, und seitdem ich mit meinem Freund bespreche, wann ich fruchtbar bin und wann nicht, reden wir auch in anderen Belangen viel häufiger über unsere Sexualität und Bedürfnisse. Wir nehmen an den fruchtbaren Tagen abwechselnd das Caya® oder Kondome und kommen damit prima klar. Und seitdem die Nebenwirkungen der Pille weggefallen sind, habe ich viel öfter Lust auf Sex.«

Vorangegangen war bei der jungen Patientin eine mehrjährige Hassliebe zur Pille, die ihr lange als einzig sichere Verhütungsmethode erschien. Aber nach fünf Präparatewechseln, Scheidentrockenheit, häufigen bakteriellen Vaginalinfekten und Libidomangel entschied sie sich für einen anderen Weg. Wobei in der Anamnese nicht ganz klar herauszufinden war, ob die sexuelle Unlust nicht sekundär entstanden war.

Die Scheidentrockenheit und der regelmäßig nach dem Geschlechtsverkehr auftretende, riechende und brennende Ausfluss waren sicherlich ein treibender Faktor für die anhaltende Lustlosigkeit. Als ich der Patientin zwei Jahre zuvor nach wiederholten Vaginalinfekten vorgeschlagen hatte, auf eine hormonfreie Verhütung umzusteigen, hatte sie noch ablehnend auf einem weiteren Pillenwechsel bestanden.

## ABER WAS IST EIGENTLICH »NATÜRLICH«?

Wir Menschen sind nüchtern betrachtet als biologische Wesen auf Arterhaltung ausgerichtet. Haben wir unsere ganze fruchtbare Lebenszeit über regelmäßig Geschlechtsverkehr, ohne dabei zu verhüten, so sind pro Frau acht bis fünfzehn Schwangerschaften zu erwarten. Ungefähr jede dritte Schwangerschaft endet mit einer Fehlgeburt. Bei uns ist die Kindersterblichkeit glücklicherweise auf einem historischen Tiefpunkt, aber ohne moderne Hygiene und Medizin erreichen durchschnittlich drei bis vier Kinder pro Frau das Erwachsenenalter und können selbst Eltern werden. Für Frauen können viele Schwangerschaften und Geburten anstrengend und gefährlich sein. Und auf einen ganzen Haufen Kinder aufzupassen, sie zu ernähren und zu erziehen kostet zudem viel Zeit und Geld. Von der Warte der Biologie aus betrachtet, ist Geschlechtsverkehr ohne die grundsätzliche Möglichkeit einer Schwangerschaft und damit der Arterhaltung nicht sehr natürlich. Trotzdem wünschen wir uns, unsere Sexualität ausleben zu können, ohne gleichzeitig eine ungeplante Schwangerschaft in Kauf nehmen zu müssen. Dass dies heute mit großer Sicherheit möglich ist, ist eine relativ neue Errungenschaft, die in den 60er-Jahren des letzten Jahrhunderts die »sexuelle Revolution« auslöste. Nicht nur die Pille begann zu dieser Zeit ihren Siegeszug, auch die Erforschung des natürlichen weiblichen Zyklus und seiner Gesetzmäßigkeiten führte dazu, dass sich moderne, sichere Formen der natürlichen Familienplanung entwickeln konnten.

In diesem Buch werden zum einen reine Zeitwahlmethoden berücksichtigt, bei der der fruchtbare Zeitraum im Zyklus einer Frau bestimmt wird, und zum anderen weibliche Barrieremethoden erklärt, die an den fruchtbaren Tagen das Zusammentreffen von Eizelle und Samenzelle verhindern.

Beide Methoden kommen zur sicheren Empfängnisverhütung ohne synthetische Hormone und ohne Fremdkörper aus, die wie bei einer Kupferspirale dauerhaft im Körper verbleiben. Die hier vorgestellten Methoden sind daher naturgemäß arm an Nebenwirkungen und rufen kaum Unverträglichkeiten hervor. Im Gegenteil: Sie erlauben es den Frauen, ihren Körper genau kennenzulernen, selbstbestimmt mit ihrer Fruchtbarkeit umzugehen und auch in der Partnerschaft zu einem offenen und ungezwungenen Umgang mit ihrer Sexualität zu finden.

Es ist mir sehr bewusst, dass einige Schulen der »natürlichen« Verhütung an dieser Stelle protestieren und sagen, nur der Verzicht auf Sex an den fruchtbaren Tagen sei völlig natürlich. Ist das tatsächlich so? Nun, das Verständnis von dem, was »natürlich« ist, ist immer auch sozial und kulturell geprägt. Aus einem christlichen, vor allem katholischen, Glaubensethos heraus ist jegliche Verhütung abgesehen von Enthaltsamkeit ein »Akt wider das Leben« und wird damit als unnatürlich angesehen. Wer diese Einstellung teilt, wird mit einer reinen Zeitwahlmethode sehr zufrieden sein (siehe ab Seite 76). Es gibt Paare, für die diese Vorgehensweise gut passt. Für andere Paare wiederum können Lebenswirklichkeit und Wahrnehmung ganz anders sein.

Wer in einer Fernbeziehung lebt und seinem Partner häufig nur an den fruchtbaren Tagen begegnet, kann eine reine Zeitwahlmethode als sehr belastend empfinden.

Viele Frauen sind an ihren fruchtbaren Tagen besonders lustvoll und sehen es daher als vollkommen unnatürlich an, gerade dann auf irgendeinen Teil ihrer Sexualität verzichten zu müssen. Sie wollen nicht permanent darauf achten, dass Penis und Ejakulat nicht in die Nähe der Vagina kommen, wenn sie in der fruchtbaren Phase sind.

Gerade die Kombination von Barrieremethoden und Zeitwahlmethoden ermöglicht uns heute eine Verhütung, die nicht in körperliche Abläufe eingreift und sowohl Sicherheit als auch Flexibilität bietet. Wir haben es damit selbst in der Hand, wie sicher wir eine Schwangerschaft verhüten möchten und wie wir unser Sexualleben gestalten. Enthaltsamkeit während der fruchtbaren Tage ist dann nur eine Option und kein Muss.

## DREIECK DER VERHÜTUNG

Bevor Sie sich für eine bestimmte Verhütungsmethode oder eine Kombination aus mehreren verschiedenen Methoden entscheiden, folgt hier noch mal ein Überblick und eine Entscheidungshilfe:

Die eierlegende Wollmilchsau ist leider noch nicht erfunden worden. Eine Verhütung, die supersicher wirkt, einfach und bequem anzuwenden ist, keinerlei Nebenwirkungen hat und im Idealfall noch kostengünstig ist –, nein, die kann ich Ihnen leider nicht bieten. Aber ich habe Hilfe und Information für eine bewusste und selbstbestimmte Wahl im Angebot. Was ist Ihnen wichtig?

### Priorität 1: Maximale Sicherheit

Wäre eine ungeplante Schwangerschaft in Ihrer aktuellen Lebenssituation eine Katastrophe für Sie? Oder ist ein Kind augenblicklich zwar noch nicht geplant, wäre aber trotzdem Anlass zu spontaner Freude? So mancher Überraschungsgast im Leben entpuppt sich als ein großes Geschenk! Andererseits gibt es Situationen, in denen ein (weiteres) Kind, ja schon eine Schwangerschaft eine völlige Überforderung darstellen würde.

Wenn größtmögliche Sicherheit Ihr Ziel ist, müssen Sie ganz klassisches NFP erlernen (siehe ab Seite 76) und an den fruchtbaren Tagen sehr konsequent zusätzlich eine der Barrieremethoden verwenden, an hochfruchtbaren Tagen auch in der Kombination Diaphragma und Kondom. Wenn das für Sie nicht infrage kommt, können Sie sich immer noch für die Anwendung einer »automatischen Methode« entscheiden.

## Priorität 2: Keine Hormone oder Fremdkörper in der Gebärmutter

Ist es Ihnen wichtig, dass Ihr Körper unbeeinflusst von Hormonen seinen natürlichen Zyklusablauf entfalten kann? Möchten Sie Nebenwirkungen vermeiden oder haben Sie die Nase voll von den unerwünschten Wirkungen einer medikamentösen Verhütung? Eine Spirale kommt nicht infrage, weil ein Fremdkörper in der Gebärmutter Ihnen unheimlich ist, auch wenn Sie wissen, dass dort ausreichend Platz dafür ist? Oder haben Sie schlechte Erfahrungen mit einer unpassenden Spirale, einer Kupferkette oder einem Kupferball, der nicht an der richtigen Stelle blieb, gemacht?

## Priorität 3: Einfach und bequem soll es sein

Möchten Sie sich möglichst wenig mit Ihrer Verhütung und Ihrem Körper beschäftigen, haben keine Lust, Aufwand zu betreiben? Klingt ein Verhütungscomputer attraktiv oder eine App prima, die Ihnen sagt, wann Sie

## WOLLEN SIE ES SICHER, NEBENWIRKUNGSFREI ODER BEQUEM?

| Gekoppelte Methoden der natürlichen Verhütung | Sicherheit | Kein Einfluss auf Zyklus und Körper | Einfach und bequem |
|---|---|---|---|
| NFP nach Sensiplan® und darauf basierende Apps | 5 | 5 | 4 |
| Angepasste Diaphragmen, mit Gel | 4 | 4 | individuell |
| Kondome für den Mann | 4 | 4 | individuell |
| Mixanwendung NFP/Barrieremethoden | 4 | 4 | 3 |
| Monosymptomale Methoden: Schleimbeobachtung oder Temperaturmessen und darauf basierende Apps | 1–3 | 5 | 2–3 |
| Kalendermethode und Apps, die auf reinen Rechenmethoden basieren | 1 | 5 | 1 |

Sicherheit: 5 = supersicher, 1 = unsicher. **Kein Einfluss auf Zyklus und Körper**: 5 = gar kein Einfluss, 1 = starker Einfluss. **Einfach und bequem**: 5 = Mitdenken und konsequente Anwendung erforderlich, 1 = Methode funktioniert automatisch. Bitte beachten Sie: Diese Werte sind nur als Anhaltspunkte zu verstehen! Individuelle Abweichungen sind möglich, da das Empfinden und die Anwendung benutzerabhängig sind.

fruchtbar sind? Wunderbar, da gibt es mittlerweile recht gute Tools. Leider aber auch sehr fragwürdige. Und auch solche, die mit einer recht hohen Wahrscheinlichkeit zu einer Schwangerschaft führen. Dazu mehr ab Seite 104. Bei den hormonellen und kupferbasierten Verhütungsmethoden gehen Sicherheit und Einfachheit Hand in Hand.

## Sie müssen sich entscheiden

Alle drei Prioritäten gemeinsam können Sie nicht verwirklichen! Es gibt keine Methode, die hundertprozentig sicher, nebenwirkungsfrei und dazu bequem ist. Zwei von drei Verhütungszielen zu erreichen, ist dagegen durchaus realistisch. Um Ihnen eine gute Entscheidung zu ermöglichen, erkläre ich Ihnen auf den nächsten Seiten, welche Verhütungsmethoden als sicher gelten. Diese können in zwei Gruppen aufgeteilt werden, die »automatischen« oder »entkoppelten« Methoden und die »gekoppelten« Methoden. »Automatisch« heißt, dass die Verhütung von allein funktioniert und Sie sich nicht extra um eine Empfängnisverhütung kümmern müssen, wenn Sie Lust auf Sex haben. Geschlechtsverkehr und die Vermeidung einer Schwangerschaft werden voneinander abgekoppelt. Das trifft auf alle hormonellen Verhütungsmittel, aber auch auf Kupferspiralen und andere kupferbasierte Methoden zu.

Sie können sich aber auch für eine der gekoppelten Methoden entscheiden, bei denen der Sexualakt unmittelbar mit der Empfängnisverhütung verbunden ist. Entweder dadurch, dass eine mechanische Barriere wie ein Kondom oder Diaphragma verwendet wird, oder indem an den fruchtbaren Tagen der Penis nicht in die Scheide kommt. Die gekoppelten Methoden werden oft auch als »kooperative« Verhütung bezeichnet, weil sie mehr Kommunikation zwischen den Partnern voraussetzt und zumindest bei NFP mit Phasen der Abstinenz nur mit einem männlichen Partner funktioniert, der die Methode auch unterstützt. Der Mann kann die Verantwortung für seine Zeugungsfähigkeit auf diese Weise nicht komplett an die Frau »delegieren«, wie es bei der Verhütung mithilfe von Pille und Spirale möglich ist.

## Was spielt noch in die Entscheidung mit hinein?

- Die eigene **ethische und religiöse Einstellung** zu Verhütung und Familienplanung ist bei der Entscheidung für eine der vorgestellten Methoden natürlich wichtig. Wer überzeugt ist, dass jeder Eingriff in die natürliche Fruchtbarkeit ein Akt gegen das Leben ist, für den kommen Pille und Co. schon mal nicht infrage.
- **Der Partner:** In einer festen Partnerschaft sollte Verhütung gemeinschaftlich besprochen werden. Jede Frau, die sich ausschließlich für die Anwendung einer Zeitwahlmethode entscheidet, braucht einen Partner, der die Entscheidung für diese Verhütungsmethode mitträgt.

- **Finanzielle Möglichkeiten:** Natürlich zu verhüten muss nicht teuer sein. Langfristig ist es meistens wesentlich günstiger, als alle sechs Monate eine Pillenpackung zu kaufen oder alle drei bis fünf Jahre eine Spirale zu finanzieren. Aber es stimmt: Gerade am Anfang, wenn Sie auf natürliche Verhütung mit Zyklustracking und dem Einsatz von Barrieremethoden umsteigen, können der Kauf eines Verhütungscomputers beziehungsweise die Anpassung eines Diaphragmas ein Loch in die Kasse reißen. Wenn Sie die folgenden Kapitel aufmerksam lesen, ersparen Sie sich Fehlinvestitionen und wissen, was Sie wirklich brauchen.

## SICHERE VERHÜTUNGSMETHODEN

Es gibt vier Gruppen von Verhütungsmethoden, die als sicher, zuverlässig und zeitlich begrenzbar anzusehen sind.

- **Hormonelle Verhütungsmethoden:** Dazu gehören verschiedene Pillen, Verhütungsring, Verhütungspflaster, Hormonspirale, Hormonimplantat und die Drei-Monats-Spritze. Alle genannten Methoden wirken entweder über eine Unterdrückung des Eisprungs und des natürlichen Zyklus, oder teilweise auch über die Eindickung des Muttermundschleims, sodass keine Spermien in die Gebärmutter gelangen können. Sie verhindern auch den monatlichen Aufbau der Gebärmutterschleimhaut.

- **Kupferbasierte Verhütungsmethoden,** die für mehrere Jahre in der Gebärmutterhöhle liegen und dort durch Kupferionen sowohl Spermien als auch Bakterien abtöten. Dazu gehören Kupferspiralen, Kupferkette (Gynefix®) und Kupferball (intrauteriner Ball, kurz I. U. B.®).

- **Barrieremethoden:** Kondome für den Mann und für die Frau, Diaphragmen und Portiokappen gehören in diese Gruppe. Letztere werden immer zusammen mit spermienhemmenden Gelen verwendet.

- **Zeitwahlmethoden,** bei denen die fruchtbaren Tage ermittelt werden. Das Spektrum reicht von sehr sicheren und gut erforschten Methoden, die mehrere Marker des Eisprungs kombinieren, bis hin zu extrem unsicheren Kalenderrechenspielen. Klassische Formen implizieren sexuelle Enthaltsamkeit während der fruchtbaren Tage, andere Schulen akzeptieren die Kombination mit Barrieremethoden.

### Gekoppelte Methoden

**Zeitwahlmethoden**
- Symptothermale Methoden (NFP)
- Temperaturmethode
- Schleimbeobachtung, z. B. nach Billings
- Kalendermethode

**Barrieremethoden**
- Diaphragmen
- Kappen
- Kondome für den Mann
- Frauen-Kondome

Kupferbasierte
Lösungen

Barrieremethoden

# SICHERE
# VERHÜTUNGSMETHODEN

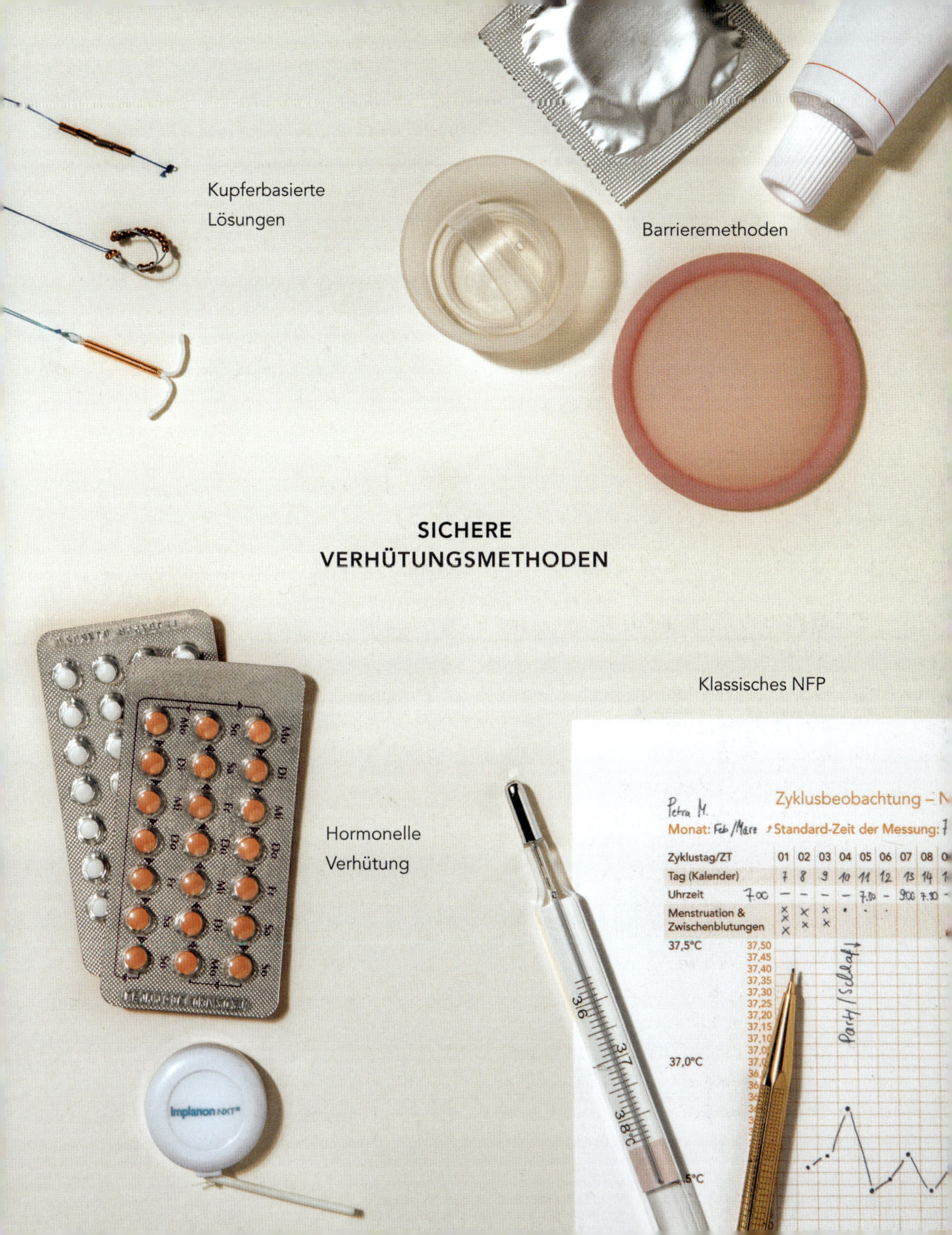

Klassisches NFP

Hormonelle
Verhütung

Implanon NXT®

Petra M.
Monat: Feb / März  Standard-Zeit der Messung: 7

| Zyklustag/ZT | 01 | 02 | 03 | 04 | 05 | 06 | 07 | 08 | 0 |
|---|---|---|---|---|---|---|---|---|---|
| Tag (Kalender) | 7 | 8 | 9 | 10 | 11 | 12 | 13 | 14 | 1 |
| Uhrzeit | 7:00 | – | – | – | 7:30 | – | 9:00 | 7:30 | |
| Menstruation & Zwischenblutungen | × × | × × | × | × × | | | | | |

Zyklusbeobachtung – N

37,5°C
37,50
37,45
37,40
37,35
37,30
37,25
37,20
37,15
37,10
37,05
37,0°C
37,00
36,

5°C

## Automatische Methoden

### Hormonelle Verhütung

- Verschiedene Pillen
- Verhütungsring
- Verhütungspflaster
- Hormonspirale
- Hormonimplantat
- Drei-Monats-Spritze

### Kupferbasierte Verhütung in der Gebärmutter

- Kupferspiralen
- Kupferkette
- Kupferball

## Sicher, aber endgültig: Sterilisation

Natürlich gibt es auch noch die Möglichkeit einer Sterilisation von Mann und Frau, bei der die Fruchtbarkeit mit einem kleinen operativen Eingriff endgültig beendet wird. Diese Methode ist sehr sicher, aber auch sehr endgültig. Ein späterer Kinderwunsch lässt sich dann nicht mehr leicht erfüllen. Die Entscheidung für eine Sterilisation sollte daher wohlüberlegt sein und wirklich erst erfolgen, nachdem die Familienplanung abgeschlossen ist.

## Sehr unsicher: Coitus interruptus

Am anderen Ende der Sicherheitsskala befindet sich der Coitus interruptus, das »Aufpassen« oder »rechtzeitig Rausziehen«. Mit einer Schwangerschaftsrate bis 27 Prozent pro Jahr ist diese Methode in der praktischen Anwendung nicht empfehlenswert und spielt dementsprechend in diesem Buch keine Rolle.

## Wie sicher ist sicher?

Sie sehen schon: Nicht jede Methode ist gleich sicher und effektiv. Viele Methoden wurden in den letzten Jahren gut beforscht, sodass für die meisten valide Zahlen vorliegen, die angeben, wie sicher eine Schwangerschaft verhindert werden kann. In diesem Buch wird für alle beschriebenen Methoden die Schwangerschaftsrate in Prozent pro Jahr

### SCHWANGERSCHAFTSRATE IM ÜBERBLICK

**Sicherheit hormoneller Methoden**

- Kombinationspille: unter 1 Prozent
- Hormonspirale: deutlich unter 1 Prozent
- Hormonimplantat: deutlich unter 1 Prozent
- Kupferbasierte intrauterine Verhütung: deutlich unter 1 Prozent

**Sicherheit Natürlicher Familienplanung (NFP)**

- nach Sensiplan®: unter 1 Prozent – andere Methoden teilweise deutlich höher

**Sicherheit von Barrieremethoden**

- angepasstes Diaphragma mit Gel: 1,2 bis 2 Prozent
- Caya® ohne Anpassung mit Gel: 9,1 bis 10,3 Prozent
- Diaphragma ohne Gel: (3) bis 9,2 Prozent
- FemCap® mit Gel: 6 bis 9 Prozent
- Kondom: 2 Prozent
- Frauenkondom: ca. 5 Prozent

## WICHTIG

Die Wahrscheinlichkeit, innerhalb eines Jahres schwanger zu werden, beträgt für junge, gesunde Frauen in den 20er-Jahren ihres Lebens ungefähr 85 Prozent. Das bedeutet, dass nach Ablauf eines Jahres 85 von 100 Frauen schwanger sind, bereits ein Baby geboren haben oder sogar schon zum zweiten Mal ein Baby erwarten, wenn sie regelmäßig Geschlechtsverkehr haben, ohne dabei zu verhüten.

Die knapp 20 Prozent, die in diesem Jahr nicht schwanger wurden, sind beileibe nicht unfruchtbar. Viele von ihnen werden ohne Verhütung innerhalb der nächsten sechs Monate schwanger. Da wir in jedem Zyklus nur wenige Tage wirklich fruchtbar sind, ist manchmal Freund Zufall eine Verhütungsmethode: Wann haben wir Lust und Zeit, wann ist der Partner da? Heute führen viele Frauen Fernbeziehungen und auch die Männer sind nicht immer gleich fruchtbar und mit gut beweglichen Spermien versehen. Krankheiten, Rauchen und Alkohol können die Spermienqualität mindern. Zum Schwangerwerden und zum Tangotanzen braucht man immer zwei Menschen.

angegeben. Der Wert gibt an, wie viel Prozent der Frauen, die diese Methode anwenden, trotzdem innerhalb eines Jahres ungewollt schwanger werden.

Die Angaben im Kasten auf Seite 16 erfolgen unter dem Gesichtspunkt der Methodensicherheit, das heißt bei konsequenter und korrekter Anwendung, also unter optimalen Bedingungen. Die Anwendungssicherheit der einzelnen Methoden kann allerdings deutlich schlechter liegen: Pille vergessen, Diaphragma nicht eingesetzt, obwohl es der erste potenziell fruchtbare Tag im Zyklus war, eine Erkältung mit Fieber nicht notiert und den Messwert der Basaltemperatur nicht ausgeklammert … Die Liste der Verhütungspannen ist lang und Irren ist nur menschlich.

Viele Frauen erreichen mit der Anwendung natürlicher Methoden eine optimale Sicherheit. Trotzdem gilt, dass an Sexualität gekoppelte Verhütung und Saumseligkeit sich nicht gut vertragen. Das gilt vor allem für Frauen, die eine Schwangerschaft unbedingt vermeiden wollen. Wer von sich selbst weiß, dass er eher nachlässig ist und eine sehr sichere Verhütung braucht, ist möglicherweise mit einer Spirale oder einem Implantat besser beraten, denn bei diesen Methoden gibt es so gut wie keine »Anwenderfehler«. Bitte bedenken Sie immer, dass keine einzige Verhütungsmethode eine Schwangerschaft hundertprozentig verhindern kann.

Alle Angaben entsprechen der mir bekannten und gründlich recherchierten Studienlage, zu einigen Methoden wie der FemCap® oder dem Gebrauch von Diaphragmen ohne Gel gibt es allerdings nur sehr wenig qualitativ gute Forschung.

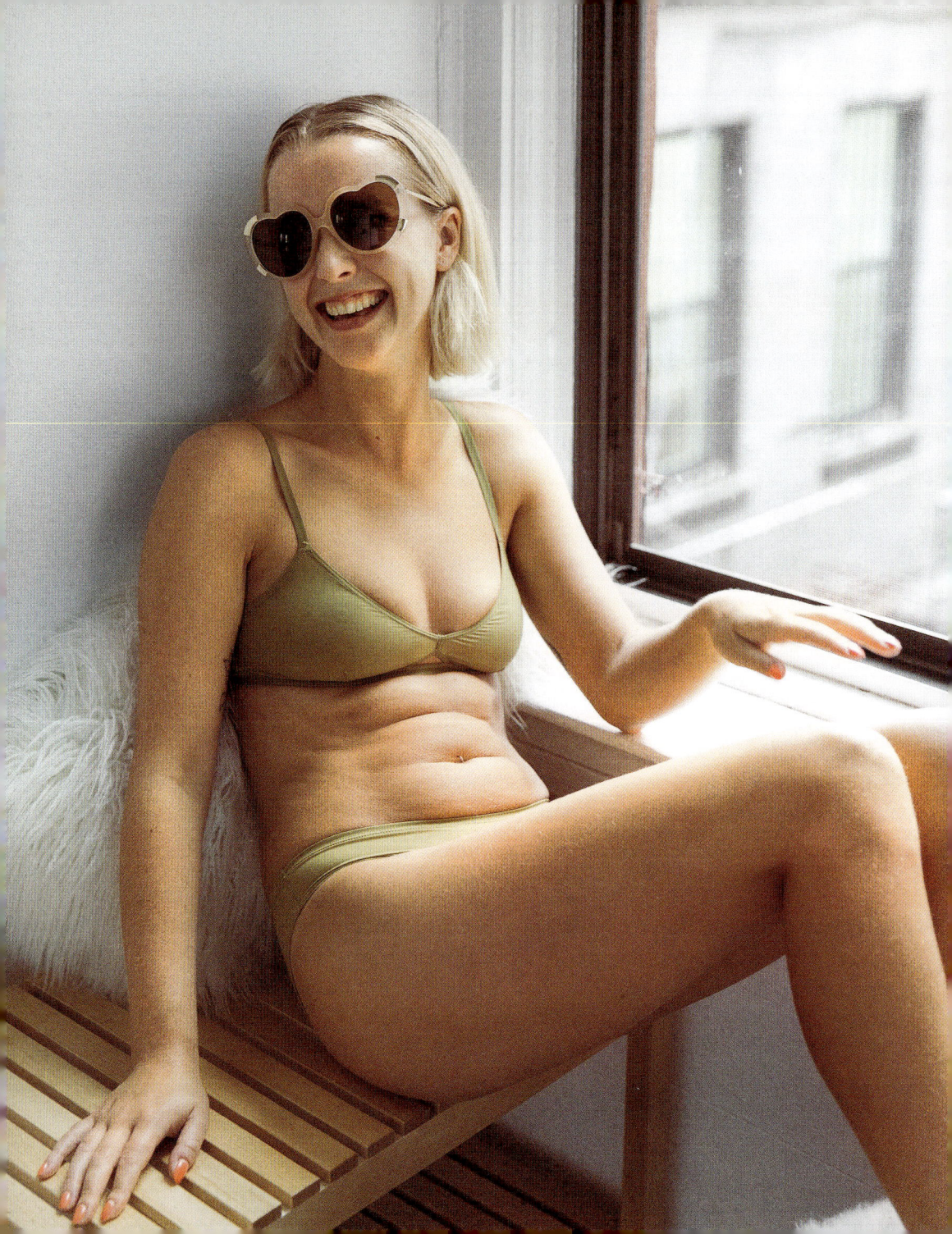

# KÖRPERWISSEN

Seinen Körper gut zu kennen ist nicht nur dann vorteilhaft, wenn man natürlich verhüten möchte. Körperwissen fördert insgesamt eine positive Einstellung zu sich selbst. Gehen Sie gut mit sich um!

## ANATOMISCHE GRUNDLAGEN
20

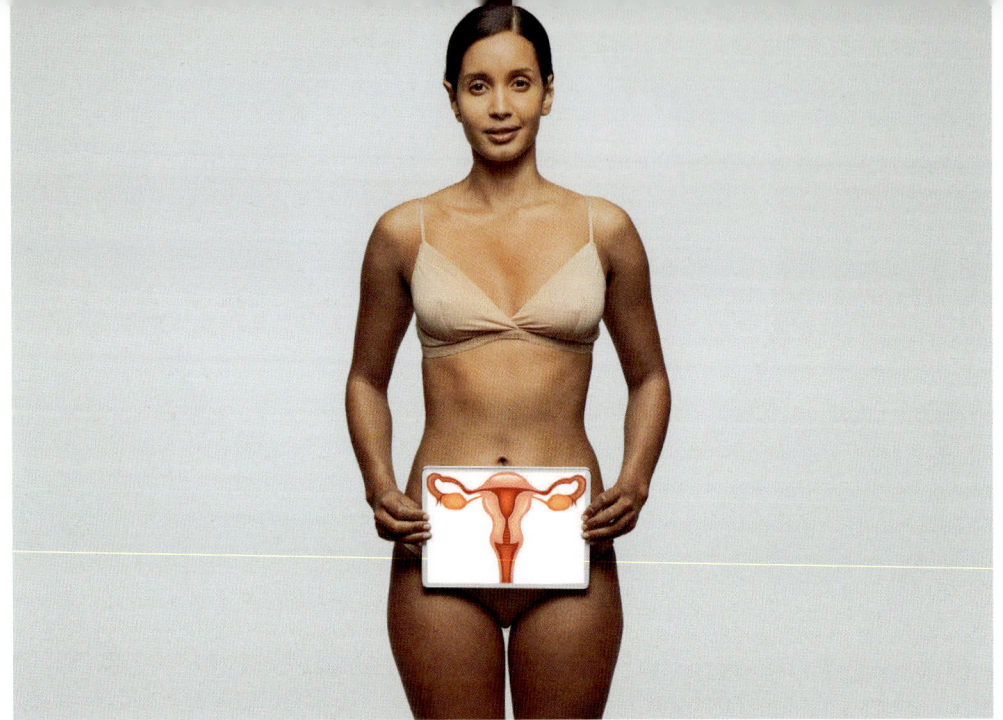

# ANATOMISCHE GRUNDLAGEN

Ja, es geht es auch ohne. Es ist möglich, sicher ungeplante Schwangerschaften zu verhindern, ohne sich über unsere Anatomie und den weiblichen Zyklus Gedanken zu machen, ohne zu lernen, wie wir Frauen funktionieren und was das Geheimnis unserer Fruchtbarkeit ist. Aber dann landen Sie schnell bei hormoneller Verhütung oder einer Spirale, ob mit oder ohne Hormone. Beides ist sicher und koppelt die Verhütung von der Sexualität ab. Bei einem neuen Partner brauchen Sie sich nur noch Gedanken über Infektionskrankheiten zu machen und am Anfang ein Kondom zu benutzen. Fertig! Aber langweilig! Diese Methoden sind nicht sehr selbstbestimmt und Sie lernen viel weniger über Ihren Körper. Das kann eventuell ein Problem sein, wenn Sie später Kinder möchten.

Frauen, die sich mit natürlicher Verhütung beschäftigen, wissen nicht nur, wie sie Schwangerschaften verhindern können, sie werden auch schneller schwanger, wenn es so weit ist, und finden zusammen mit ihrer Frauenärztin schneller die Knackpunkte, wenn sich der Kinderwunsch nicht gleich erfüllt.

Wenn Sie schon mal Nebenwirkungen von einer hormonellen Verhütung hatten oder Probleme mit Pille, Spirale und Co. befürchten, kommen Sie nicht umhin, sich mit Ihrem Körper zu beschäftigen, um sicher zu verhüten. Dazu kommt: Mit Pillen, Spiralen, Ringen, Verhütungspflaster und Co. rutscht die Verantwortung und Last der Familienplanung immer mehr auf die Schultern der Frauen. Da den Jungs außer Kondom und Sterilisation nichts zur Verfügung steht, führt natürliche Verhütung mehr dazu, sich in einer Partnerschaft über die gemeinsame Verantwortung an der Fruchtbarkeit auszutauschen.

Also: Auf geht es, denn der weibliche Körper ist ein spannendes Wunder!

# DIE WEIBLICHE ANATOMIE

## Das Becken

Den Rahmen für die Lage unserer weiblichen Geschlechtsorgane, aber auch für die Harnblase und den Enddarm gibt das knöcherne Becken vor. Das Becken schützt die inneren Organe. An verschiedenen Stellen des Beckens setzen Bänder an, die den Platz und den Halt der Organe bestimmen, Muskeln spannen sich über und zwischen den Knochen und bilden den Beckenboden, der uns Elastizität und Kraft gibt. Die anatomische Grundstruktur, die zum Beispiel den Halt eines Diaphragmas bestimmt, wird vom knöchernen Becken vorgegeben.

Das weibliche Becken unterscheidet sich schon allein in der Form von dem eines Mannes. Der Venuswinkel, auch Symphysenwinkel genannt, ist bei uns weiter als bei Männern. Die Form des Beckeneinganges ist bei uns quer-oval und eher rund, bei den Jungs eher dreiecksförmig. Frauen sind damit optimal darauf vorbereitet, einem Baby bei der Geburt den Weg durch das weibliche Becken zu ermöglichen. Aber auch wenn der Grundbauplan bei uns allen ähnlich ist, haben wir doch unsere kleinen individuellen Abweichungen. Der Venuswinkel kann zum Beispiel sehr weit ausfallen. Wunderbar, um auch ein sehr kräftiges Baby mit wenigen Presswehen um die Kurve zu schieben, weniger gut, wenn es darum geht, ein Diaphragma zu verwenden, das vorn durch die Nische gehalten wird, die sich hinter der Symphyse befindet.

Aufgepasst: Ein von hinten breit aussehendes Becken, das häufig platt als »gebärfreudig« bezeichnet wird, hat tatsächlich gar nichts mit der Weite und den Räumen des inneren Beckens zu tun. Und auch Frauen mit auf den ersten Blick sehr schmalen Hüften können ohne Schwierigkeiten sehr große Kinder auf normalem Weg gebären.

## Selbstuntersuchung, erster Teil

### DIE ECKPUNKTE DES KNÖCHERNEN BECKENS

Wofür benötigen wir das? Um ein Diaphragma sicher an die richtige Stelle zu befördern und zu erkennen, wo ein richtig platziertes Diaphragma innerhalb der Beckenräume sitzen soll, ist es wichtig, dass jede Frau die Eckpunkte des knöchernen Beckens ertasten kann. Wenn Sie Probleme haben, das Diaphragma an Ort und Stelle zu halten, weil es immer wieder herausrutscht, können Sie durch das Ertasten des knöchernen Beckens feststellen, ob es an der richtigen Stelle war oder ob es daran liegt, dass Ihr Symphysenwinkel für dieses Modell zu weit ist.

Die Untersuchung können Sie im Sitzen oder im Liegen mit angezogenen Beinen durchführen. Wir beginnen angezogen oder nackt, was immer Ihnen lieber ist, und fühlen mit den Händen nach den äußeren Punkten des Beckens.

Zuerst ertasten wir die **Symphyse**. Das ist der harte, feste Knochen in der Mittellinie des Körpers vorne über der Vulva. Eigentlich ist die Symphyse kein Knochen, sondern eine sehr feste Knorpelverbindung zwischen den beiden Schambeinästen. Den Unterschied können wir meist nur schwer fühlen. Von der Symphyse aus ziehen die Sitzbeine schräg nach unten und hinten.

Diese enden in den **Sitzbeinhöckern**. Wenn wir uns auf unsere Hände setzen oder mit angewinkelten Beinen im Liegen tasten, können wir sie auf beiden Seiten hinter dem Scheideneingang als feste, kastanienförmige Knubbel spüren. **Die Darmbeinkämme** sind zu spüren, wenn wir beide Hände in die Taille legen und nach unten gleiten lassen.

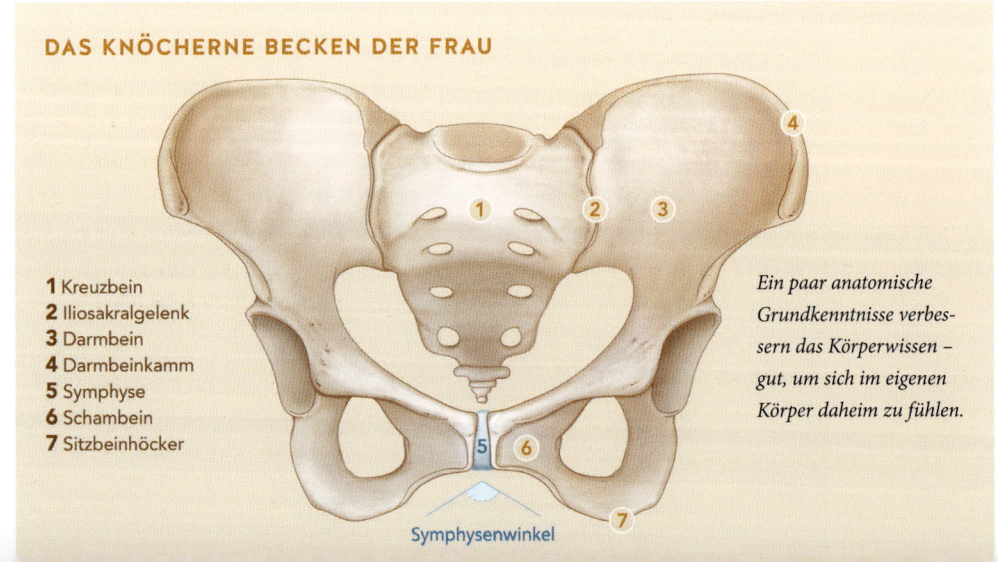

**DAS KNÖCHERNE BECKEN DER FRAU**

1 Kreuzbein
2 Iliosakralgelenk
3 Darmbein
4 Darmbeinkamm
5 Symphyse
6 Schambein
7 Sitzbeinhöcker

Symphysenwinkel

*Ein paar anatomische Grundkenntnisse verbessern das Körperwissen – gut, um sich im eigenen Körper daheim zu fühlen.*

Wenn die Hände weiter nach hinten rutschen, sodass die Mittelfinger auf der Mitte der Darmbeinkämme liegen, können Sie mit den abgespreizten Daumen hinten am Rücken zwei Grübchen erspüren. Unter diesen Grübchen liegen die oberen Enden des **Iliosakralgelenks**, das die Darmbeine mit dem **Kreuzbein** verbindet.

Die Mitte des Kreuzbeins beziehungsweise der Ort zwei bis drei Zentimeter unterhalb einer gedachten Linie zwischen den beiden Grübchen ist der Punkt, zu dem das Diaphragma geschoben wird, wenn es richtig sitzen soll. Wird ein Diaphragma zu steil eingeführt (zum Beispiel in Richtung Nabel), kann es sein, dass es noch vor dem Muttermund hängen bleibt. Das ist deswegen ungünstig, weil die Verhütung dann nicht sicher funktioniert. Nicht zuletzt erzeugt die Anwendung Frust, wenn es mehrfach hintereinander nicht gelingt, das Diaphragma richtig über den Muttermund zu schieben.

Haben wir die äußeren Punkte des Beckens erkundet und wissen, wo sich Symphyse und Kreuzbein befinden, kommen wir zum Innenrand der Symphyse. In der Hocke oder mit einem Fuß abgestützt auf dem Badewannenrand ist es am leichtesten, den hinteren Rand der Symphyse zu untersuchen. Die Symphyse bildet innen eine Nische von zwei bis drei Zentimeter Tiefe.

Um diese zu erkunden, waschen Sie sich die Hände mit Seife (Desinfektion ist nicht nötig) und gehen dann mit einem oder zwei Fingern in die Scheide ein. Tasten Sie von der Klitoris aus nach innen, dann spüren Sie den harten hinteren Rand der Symphyse. Die riffelige Scheidenwand bedeckt hier den Knorpel und die Harnröhre. Wenn Sie hier zu fest pressen, wird es unangenehm; manche Frauen haben dann das Gefühl, Wasser lassen zu müssen. Ist ein Diaphragma zu groß, drückt der Vorderrand unangenehm auf die Harnröhre und das umliegende Schwellkörpergewebe.

Ein kleines bisschen weiter nach oben innen liegt in der Scheidenwand der berühmte »G«-Punkt oder die Gräfenbergzone. Dieser Bereich gehört zum ausgedehnten Klitorisorgan mit seinem Netz an Schwellkörpern und kann auch als die Hinterseite der sichtbaren Klitoris bezeichnet werden. Bei manchen Frauen ist dieser Bereich supersensibel und sie werden durch Berührungen dort sexuell stark erregt, andere fragen sich, ob es den G-Punkt überhaupt gibt.

Ein Diaphragma liegt mit dem vorderen Rand in dieser Nische. Nur wenn die Nische tief genug ist, dass ein eingesetztes Diaphragma sich dort gut halten kann, bleibt es auch an seinem Platz. Es ist wichtig zu wissen, dass bei manchen Frauen diese Nische extrem flach ausfällt. Ein Diaphragma findet bei diesen anatomischen Voraussetzungen dann nicht ausreichend oder gar keinen Halt.

Zwei mögliche Gründe können dahinterstecken: Bei manchen Frauen ist der Symphysenwinkel anlagebedingt extrem weit, sodass nur eine flache Nische entsteht.

Und auch wenn sich die vordere Scheidenwand und die Blase gesenkt haben, ist die Nische nicht mehr tief. Das kann zum Beispiel nach Geburten der Fall sein, wenn die Haltebänder, die die Blase im Becken tragen, überdehnt wurden. In beiden Fällen können Sie das Diaphragma herauspressen, auch wenn Sie es richtig eingesetzt hatten.

Wenn Sie sich mit dem Finger weiter nach oben vortasten, lugt aus der riffeligen Oberfläche der Scheidenwand nach einigen Zentimetern die glatte Oberfläche des Muttermunds heraus. Wenn Sie den Muttermund nicht finden, pressen Sie wie zum Stuhlgang oder drücken Sie mit der anderen Hand auf den Unterbauch und kippen Ihr Becken dabei leicht nach vorne. In dieser Position sollten Sie ihn tasten können.

## Die inneren Organe

Bevor wir zur weiteren Selbstuntersuchung kommen, machen wir uns zunächst die weibliche Anatomie ein wenig klar: Von vorn nach hinten gesehen liegen im Becken die Harnblase mit den zuführenden Harnleitern und der Harnröhre, über die wir den Urin ausscheiden. Um die Harnröhre herum liegt der Harnröhrenschwellkörper, ein Teil des ausgedehnten Klitorisorgans. Dann folgt die Scheide, in deren oberes, vorderes Ende die Gebärmutter mit dem Muttermund hineinragt. Die Gebärmutter selbst besteht aus mehreren Teilen. Aber nur den Muttermund beziehungsweise den Teil des Gebärmutterhalses, der in die Vagina hineinreicht, können wir selbst ertasten. An den inneren Teil des Gebärmutterhalses und den Gebärmutterkörper

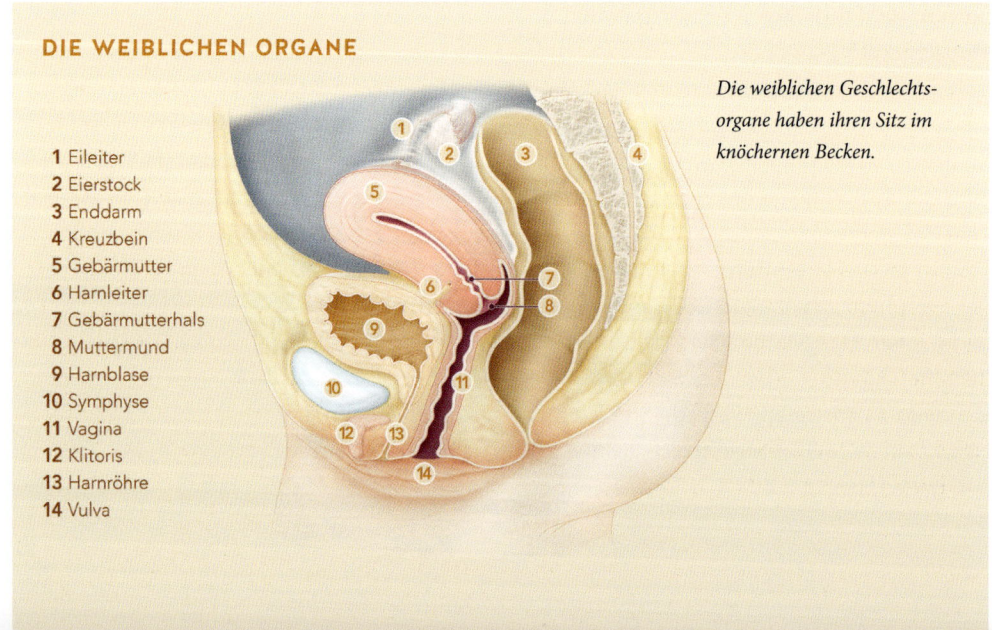

**DIE WEIBLICHEN ORGANE**

*Die weiblichen Geschlechtsorgane haben ihren Sitz im knöchernen Becken.*

**1** Eileiter
**2** Eierstock
**3** Enddarm
**4** Kreuzbein
**5** Gebärmutter
**6** Harnleiter
**7** Gebärmutterhals
**8** Muttermund
**9** Harnblase
**10** Symphyse
**11** Vagina
**12** Klitoris
**13** Harnröhre
**14** Vulva

kommen wir bei einer Selbstuntersuchung nicht heran. Auch Eileiter und Eierstöcke, die seitlich von der Gebärmutter liegen, sind nicht tastbar.

Die Arbeit, die die Eierstöcke im Zyklus erledigen, zeigt sich aber an Veränderungen des Muttermunds: an seiner Konsistenz, daran, ob und wie weit er geöffnet ist, an der Beschaffenheit des Muttermundschleims und nicht zuletzt an seiner Position. Die inneren Organe sind nicht knallfest im Becken verankert. Innerhalb des Bandapparats und der Muskulatur sind Bewegungen möglich. Wir können diese Veränderungen beobachten und zur Verhütung oder zur Erfüllung eines Kinderwunschs nutzen.

Hinter der Scheide liegt der Enddarm, der sich nach wenigen Zentimetern in einer Biegung nach links oben zieht und der Gebärmutter ausweicht. Damit sind wir schon bei der Innenseite des Kreuzbeins, ein Knochen, den wir ebenfalls nicht selbst tasten können.

## Selbstuntersuchung, zweiter Teil

### DER MUTTERMUND IM ZYKLUSVERLAUF

Die Öffnung der Gebärmutter ist bei Frauen, die noch keine Kinder geboren haben, fast immer rund. Frauen, die schon eine oder mehrere Geburten erlebt haben, tasten eher eine längliche Einziehung. Aber egal, wie die Grundform ist, im Zyklusverlauf verändert sie sich immer wieder:

- Unmittelbar **nach der Menstruation** sitzt der Muttermund relativ tief. Er ist mit den Fingern gut zu erreichen und nach vorn geneigt. Er fühlt sich fest und hart an wie der Nasenknorpel. Die Öffnung ist klein und eng zusammengezogen.

- Wenn **der Eisprung naht**, wandert der Muttermund weiter nach oben und positioniert sich mehr in der Mitte, ins Zentrum der Scheide. Je fruchtbarer wir sind, desto weicher fühlt der Muttermund sich an, etwa wie die Unterlippe oder ein Ohrläppchen. Die Öffnung des Muttermunds wird insgesamt weiter.

- **Nach dem Eisprung** wandert er wieder nach vorne und tiefer und zieht sich fest zusammen. Meist ist die Öffnung sogar noch enger zusammengezogen als direkt nach der Menstruation.

### TIPP

Der Muttermund ist am besten kurz nach der Menstruation und ein bis zwei Tage davor zu tasten, wenn er am tiefsten steht. Wenn eine Frau mit NFP beginnt, ist es sinnvoll, direkt nach einer Regelblutung mit der täglichen Selbstuntersuchung zu beginnen. Auf dem Zyklusblatt (siehe ab Seite 79) oder in der App (siehe ab Seite 104) werden die Lage, die Öffnung und die Festigkeit des Muttermunds notiert.

## Der Muttermundschleim

Sie können Ihren Muttermund auch selbst mit einem Spekulum ansehen und die Veränderungen mit einem Spiegel und einer Taschenlampe betrachten.

Neben der Konsistenz und der Position verändert sich auch der Schleim, der vom Muttermund abgegeben wird. Bewertet werden das Aussehen, die Struktur und das Gefühl, das er verursacht. Aus dem Zusammenspiel dieser Faktoren wird die Fruchtbarkeit ermittelt, dafür gibt es eindeutige Regeln. In der Mitte des Zyklus können große Mengen von Schleim produziert werden. Solange dieser Schleim nicht juckt oder brennt, handelt es sich dabei aber nicht um eine Infektion.

## Die inneren Geschlechtsorgane

Auch wenn wir sie nicht selbst ertasten und untersuchen können, das Hauptgeschehen unserer Fruchtbarkeit findet in den inneren Geschlechtsorganen statt: der Gebärmutter,

### SCHLEIM VERSUS AUSFLUSS

Bei NFP unterscheiden wir Schleim als natürliche »Äußerung« des Körpers, die anzeigt, an welchem Punkt im Zyklusverlauf wir uns befinden und wie es gerade um unsere Fruchtbarkeit bestellt ist, von Ausfluss. Der Zervixschleim entsteht im Muttermund und rinnt je nach Menge und Konsistenz mehr oder weniger schnell die Vagina hinab, sodass wir am Vaginaeingang spüren und tasten können, welche Beschaffenheit er hat (siehe Seite 84).

Die Scheidenwände selbst produzieren in gesundem Zustand nur sehr wenig Sekret, das überwiegend aus absterbenden Oberflächenzellen besteht, die von unserem Milchsäurebakterien-Schutzsystem abgebaut werden. Kommt es zu einer Infektion, werden die Scheidenwände durchlässiger. Es treten Feuchtigkeit und weiße Blutkörperchen hindurch, um den Abwehrkampf aufzunehmen. Der dabei entstehende Ausfluss ist ein Zeichen, dass der Körper sich von Keimen in Form von Candidapilzen oder Bakterien reinigen möchte. Ausfluss ist mit etwas Übung eindeutig von den normalen Sekreten von Muttermund und Vagina zu unterscheiden. Egal wie viel Ausfluss da ist, er ist im Gegensatz zum fruchtbaren Schleim nie spinnbar und nicht durchsichtig beziehungsweise klar. Bei häufigen Infektionen ist es aber sinnvoll, für NFP immer auch die Form und Position des Muttermunds mit einzubeziehen. Zur Unterscheidung:

- **Bakterien** verursachen gelblichen, rahmigen, oft unangenehm riechenden Ausfluss, der ein Brennen auslöst.
- **Hefepilze** wie Candida albicans verursachen einen weißen, eher krümeligen Ausfluss, der stark juckt.
- **Trichomonaden** verursachen einen unangenehm nach Fisch riechenden, grünlich-schaumigen Ausfluss.

# Muttermund einer Frau, die noch nicht geboren hat

### Nach
der Menstruation

### Um die Zeit
des Eisprungs

### Vor
der Menstruation

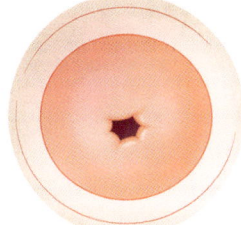 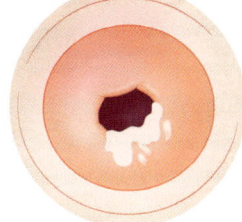 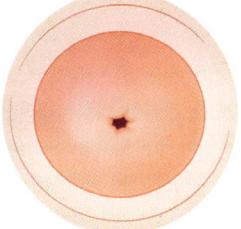

# Muttermund einer Frau, die schon geboren hat

### Nach
der Menstruation

### Um die Zeit
des Eisprungs

### Vor
der Menstruation

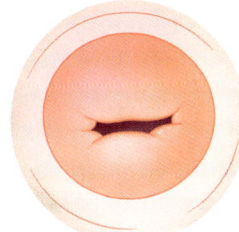 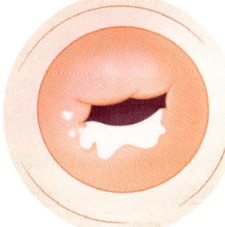 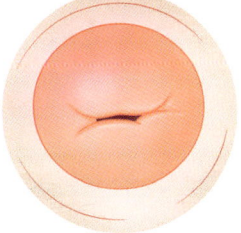

# Höhe des Muttermunds

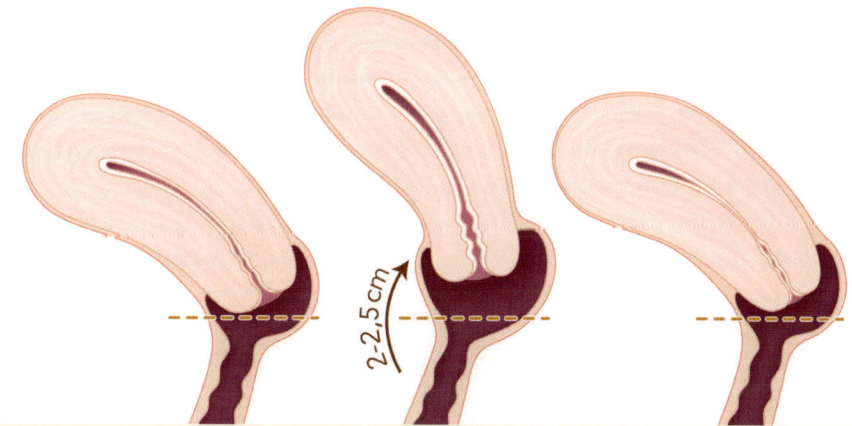

2–2,5 cm

den Eileitern und den Eierstöcken. Jeden Monat reifen in den Eierstöcken mehrere Eifollikel, von denen einer, bei zweieiigen Zwillingen auch mal zwei, als Leitfollikel für den eigentlichen Eisprung heranreifen. Aus diesem entsteht dann der Gelbkörper, der mit dem Progesteron das Haupthormon der zweiten Zyklushälfte bildet.

Die anderen Follikel, die selbst nie zu einem sprungreifen Eibläschen heranreifen, sind für den Zyklus zwar ebenfalls wichtig, da sie dem Leitfollikel in Sachen Östrogenproduktion kräftig unter die Arme greifen. Sie gehen am Ende des Zyklus aber zugrunde, ohne selbst je zum Eisprung zu kommen. Daher kommen von der halben Million Eizellen, die bei unserer Geburt schon in den Eierstöcken angelegt sind, keine 500 zur vollen Reife. Die Unterstützung durch die nicht voll ausreifenden Follikel gewährleistet aber, dass ausreichend Östrogene produziert werden, um die Gebärmutterschleimhaut zu einem Eibett aufzubauen und den Muttermundschleim zum Eisprung hin optimal spermienfreundlich werden zu lassen.

## Was wir nicht sehen und ertasten können

Ist der Muttermundschleim fruchtbar und für Spermien durchlässig, wandern diese nach einem Samenerguss rasch von der Scheide in die Gebärmutter. Im Schleim in den Buchten des Muttermunds finden sie reichlich Nahrung. Einige Samenzellen machen dort bis zu

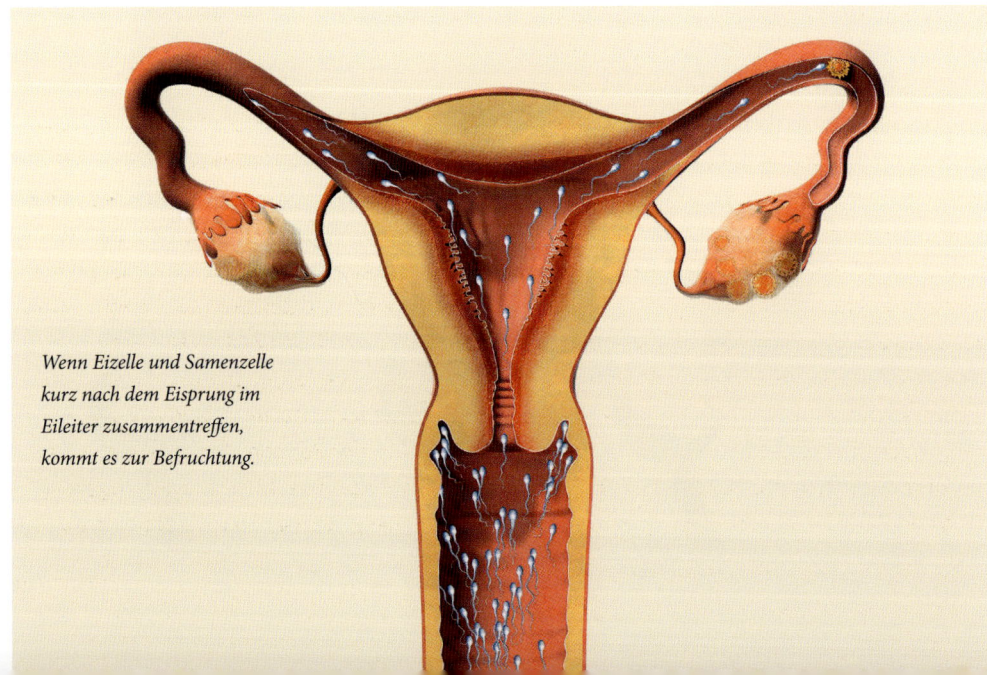

*Wenn Eizelle und Samenzelle kurz nach dem Eisprung im Eileiter zusammentreffen, kommt es zur Befruchtung.*

fünf Tage Rast, bevor sie in Trupps weiter nach oben in Richtung Eileiter ziehen.

Die Befruchtung einer Eizelle findet immer innerhalb eines Eileiters statt, das heißt, für optimale Fruchtbarkeit warten schon Spermien im Eileiter auf den Sprung des Follikels und die Ankunft der Eizelle. Wenige Stunden nach dem Eisprung nimmt die Befruchtungsfähigkeit der frischen Eizelle bereits stark ab, nach einem Tag geht sie zugrunde.

Ist die Eizelle befruchtet worden, wandert sie in vier bis sieben Tagen in die Gebärmutter, nistet sich in die Gebärmutterschleimhaut ein und wird dort versorgt und geschützt. Jetzt beginnt ein hormoneller Dialog zwischen der befruchteten Eizelle und dem Gelbkörper. Die Eizelle sendet Signale, dass der Gelbkörper bestehen bleibt, bis sich der Mutterkuchen vollständig ausgebildet hat und die Schwangerschaft selbst erhalten kann. Wir können zwar nicht in die Gebärmutter hineinsehen, aber über die Temperaturkurve lässt sich früh ablesen, ob eine Schwangerschaft eingetreten ist, da der anhaltend hohe Progesteronspiegel die Temperatur hochhält.

Ist keine Befruchtung eingetreten und die Eizelle sendet kein Signal aus, bildet sich der Gelbkörper nach 10 bis 16 Tagen zurück und der Zyklus beginnt von Neuem. Zwei bis drei Tage vor der Menstruation beginnt die Temperaturhochlage abzufallen, ein erstes Signal dafür, dass der Progesteronspiegel sinkt und der Körper die nächste Runde und damit den nächsten Zyklus einläutet.

# DIE PHYSIOLOGIE DES ZYKLUS

Um natürlich zu verhüten, ist neben der Kenntnis unserer Anatomie auch ein Verständnis der Abläufe in unserem Körper wichtig. Was machen eigentlich die Hormone in unserem Körper, wozu sind sie gut und warum können wir die Zeichen, die sie hinterlassen, klar deuten?

Jeder weibliche Zyklus ist ein Tanz der Hormone, der es uns ermöglicht, schwanger zu werden und ein Kind zu bekommen. Unser Zyklus ist nichts weniger als ein unglaublich cleveres Zusammenspiel der Hormone, das den Erhalt unserer Art sichern soll. Kennen wir die Vorgänge im Zyklusverlauf und können unseren Körper lesen, dann können wir die biologischen Vorgaben zur Weitergabe unserer Gene je nach persönlicher Lebensplanung für uns nutzen oder auch sehr zuverlässig austricksen.

## Wann beginnt ein Zyklus?

Zwei bis drei Tage vor der Menstruation beginnt der Neustart, die Spiegel der weiblichen Geschlechtshormone Progesteron und Östrogen fallen ab, die Follikel für die Hormonproduktion und den nächsten Eisprung begeben sich auf den Weg und beginnen zu reifen. Da wir diesen Zeitpunkt nicht genau bestimmen können, startet der Zyklus rechnerisch und für die Aufzeichnungen mit dem ersten Tag der Periode. Tag eins ist der Tag, an dem wir bis zum Mittag richtig regelstark bluten, denn das ist einfach zu erkennen.

*»Nichts ist so unregelmäßig wie
die Regel.«*

## Irrtümer um Tag 1

Viele Frauen glauben, auch leichtes Vorkleckern, das den Hormonabfall ein bis drei Tage vor der richtigen Menstruation begleitet, würde schon mitgezählt, und beginnen schon jetzt mit ihren Aufzeichnungen. Aber nein, dem ist nicht so! Es gibt eine eindeutige Definition: Tag 1 ist der erste Tag, an dem es »richtig blutet«, sodass wir eine Menstruationstasse, einen Tampon oder eine Binde benötigen. Wenn ein falscher »erster Tag« verwendet wird, werden in Folge auch alle Berechnungen für Zeitwahlmethoden zu Fehlern führen, daher ist das korrekte Notieren des ersten Zyklustags die Basis von NFP.

### PRÄMENSTRUELLES SPOTTING

Manche Frauen haben zwei bis drei Tage vor der Menstruation leichte Schmierblutungen. Das ist grundsätzlich unbedenklich, verantwortlich für die leichte, meist hellrosa oder bräunliche Blutung ist der Abfall des Progesteronspiegels. Wird der erste Tag der Schmierblutung fälschlicherweise als erster Zyklustag herangezogen, verschiebt sich die Zykluskurve um bis zu drei Tage nach vorn. Schmierblutungen von vier oder mehr Tagen vor dem Eisetzen der Regel können ein Hinweis auf eine Gelbkörperschwäche sein. Dies

zeigt sich in der Temperaturkurve an einer instabilen Hochlage in der zweiten Zyklushälfte. Die Menstruation ist jeden Monat wieder ein Neubeginn. Wir sind nicht schwanger geworden, und wenn der Körper zehn bis zwölf Tage nach dem Eisprung merkt, dass seine Bemühungen um eine Schwangerschaft nicht erfolgreich waren, sagt er sich: Einmal gründlich putzen bitte, das Eibett in der Gebärmutterschleimhaut soll erneuert werden. Wer würde auch Gäste in muffige, alte Bettwäsche lassen? Niemand, das wäre wenig gastfreundlich. Also: Raus mit der alten Schleimhaut, bevor neue aufgebaut wird und das Bett frisch bezogen werden kann. Während der Regelblutung erreichen unsere Geschlechtshormone einen Tiefpunkt, um dann nacheinander wieder anzusteigen: erst die **Östrogene**, dann das **Progesteron**.
Zum Zyklusende melden sich zusätzlich das Milchbildungshormon **Prolaktin** und die männlichen Geschlechtshormone wie Testosteron und Androstendion. Steigt das Milchbildungshormon recht stark an, kann das zu Spannungen in den Brüsten führen. Sind die männlichen Geschlechtshormone ohnehin recht kräftig vertreten, sprießen vor der Regel gerne einmal Pickel.

## Von wegen regelmäßig!

Lange Zeit hieß es, ein 28-Tage-Zyklus sei die Norm und Frauen hätten, wenn sie gesund sind, einen sehr regelmäßigen Zyklus. Mittlerweile wissen wir unter anderem aus weitgehenden Forschungen der Universitäten Düsseldorf und Heidelberg, dass der Zyklus deutlich unregelmäßiger ist als lange angenommen. Schwankungen der Zykluslänge um bis zu sieben Tage sind bei ein und derselben Frau gar nicht so selten und kein Ausdruck von Krankheit. Ein regelmäßiger 32-bis-35-Tage-Zyklus kann genauso normal sein wie ein 23-Tage-Zyklus. In einer großen Studie mit über 1500 Frauen stellte sich heraus, dass nicht einmal 15 Prozent aller Zyklen genau 28 Tage lang waren. Nicht einmal fünf Prozent der teilnehmenden Frauen hatten Zyklen, bei denen es nie zu Schwankungen von mehr als drei Tagen kam.

Das alte Frauenarztsprichwort »Nichts ist so unregelmäßig wie die Regel« hat damit eine wissenschaftlich fundierte Bestätigung erhal-

**WICHTIG**

Wenn aufgrund von Zyklusunregelmäßigkeiten eine Hormondiagnostik durchgeführt werden soll, rät die Frauenärztin zu einer Blutabnahme gegen Ende der Menstruation, meist zwischen dem dritten und fünften Zyklustag. Geben Sie bei der Blutabnahme möglichst genau Ihren Zyklustag an, damit die Normalwerte damit abgeglichen werden können.

ten. Damit wird auch klar, warum so viele Frauen mit reinen Rechenmethoden schwanger werden und zur sicheren Verhütung zusätzlich die eingehende Beobachtung des eigenen Zyklus nötig ist.

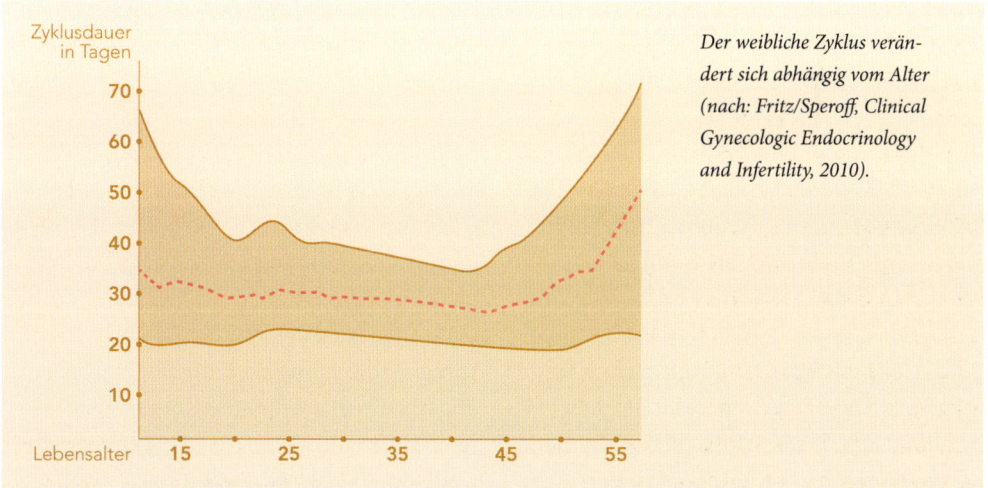

*Der weibliche Zyklus verändert sich abhängig vom Alter (nach: Fritz/Speroff, Clinical Gynecologic Endocrinology and Infertility, 2010).*

## Östrogene – der Aufbau

Östrogene fördern das Wachstum der Gebärmutterschleimhaut und schaukeln sich selbst während der Eireifung hoch. Je mehr Östrogene die reifenden Follikel bilden, desto mehr spornen diese die Eireifung an … bis es schließlich zum Eisprung kommt.

In der Pubertät sorgen Östrogene für die Ausbildung weiblicher Geschlechtsmerkmale, wie die Bildung der Brüste, und in jedem Zyklus kümmern sie sich um eine bessere Durchblutung der Brüste. Am Östrogenmaximum um den Eisprung herum beschreiben einige Frauen, dass sie die stärkere Empfindlichkeit der Brüste richtiggehend spüren.

Östrogene fördern allgemein die Zellteilung und die Zunahme von Zellvolumen, bauen Eiweiß im Körper auf und fördern die Einlagerung von Mineralstoffen und Wasser. Daneben haben Östrogene noch weitreichende Wirkungen auf das Zentralnervensystem, die Haut, unsere Leber und andere Organe. Zudem lassen sie Progesteronrezeptoren entstehen und sorgen so dafür, dass das Gelbkörperhormon in der zweiten Zyklushälfte seine Arbeit erledigen kann.

Östrogene gelten als »anabole«, das heißt aufbauende Hormone. Das klingt für viele Menschen, die mit »Anabolika« das Bild des muskelstrotzenden Bodybuilders verbinden, der seine Muskelmasse mit künstlichen Testosteronabkömmlingen gepusht hat, erst einmal befremdlich. Die Wirkung der Östrogene auf die Muskeln ist im Vergleich zu den männlichen Hormonen lediglich sanft aufbauend, dafür reagieren Haut, Schleimhäute und andere Gewebe umso stärker mit Durchblutung und Wachstum von Zellschichten.

## Progesteron – die Umwandlung

Progesteron, das Hormon des Gelbkörpers, ist in einigen Bereichen ein Gegenspieler zu den Östrogenen, in anderen ergänzen sich die beiden und arbeiten Hand in Hand. Progesteron wird nach dem Eisprung im Gelbkörper gebildet, dem äußerst produktiven »Rest« des Eibläschens nach dem Eisprung. Es wandelt die Gebärmutterschleimhaut um, damit eine befruchtete Eizelle optimal ernährt werden kann. Und es hemmt die Kontraktionen der Gebärmuttermuskulatur. Denn wenn eine Schwangerschaft eingetreten ist, muss die Muskulatur entspannt und dehnbar sein.

An den Muttermunddrüsen wirkt Progesteron entgegengesetzt zu den Östrogenen: Der Schleim dickt ein, nimmt ab und lässt weder Bakterien noch Spermien durch. Eine beginnende Schwangerschaft kann so vor Bakterien und anderen infektiösen Eindringlingen geschützt werden.

Progesteron bewirkt einen Anstieg der Körpertemperatur um durchschnittlich 0,5 bis 0,6 °C, es erhöht die Belüftung der Lunge und bremst den Eiweißaufbau leicht ab, schließlich möchte der Körper Aminosäuren nicht im Muskel »einbunkern«, wenn er werdendes Leben versorgen soll.

An der Brust wiederum ergänzt das Progesteron die Wirkung der Östrogene, gemeinsam lassen sie die Stilldrüsen ausreifen, wenn der Körper sich fragt: »Und, müssen wir in etwa acht Monaten jemanden satt bekommen?« Progesteron ist das Hormon, das nach dem Aufbau der Gebärmutterschleimhaut und der Eireifung durch die Östrogene in der zweiten Zyklushälfte die optimalen Bedingungen für den Erhalt einer Schwangerschaft schafft. Etwa drei Tage vor der nächsten Menstruation fällt der Progesteronspiegel ab. Beim Zyklustracking können wir das an der bereits fallenden Basaltemperatur ablesen. Da die entspannende Wirkung des Hormons auf die Gebärmuttermuskulatur wegfällt, spüren manche Frauen schon jetzt ein Ziehen im Unterbauch, das ihnen anzeigt, dass in den nächsten Tagen die Periode einsetzen wird.

## Der Zyklus im Übergang

In den hormonellen Übergangsphasen im Leben einer Frau, in der Pubertät, in den Wechseljahren und in der Phase nach einer Geburt sind die Zyklen seltener so gleichförmig wie hier beschrieben (siehe ab Seite 39). Je mehr wir uns der eigentlichen Menopause nähern, desto häufiger können die Zykluslängen schwanken und es kommt gelegentlich zu einem neuen Östrogenanstieg in der zweiten Zyklushälfte mit einem Hormongipfel, der erst im nächsten Zyklus erfolgt. Wissenschaftlich werden diese Ereignisse, die wir an schwankenden Schleimmustern, die nach einem eindeutigem Schleimmaximum auftreten, erkennen können, als *luteal out-of-phase (LOOP) events* bezeichnet.

Auch nach dem Absetzen der Pille oder anderer hormoneller Verhütungsmethoden kann das Zyklusgeschehen etwas Zeit benötigen, bis es sich wieder eingependelt hat.

### WICHTIG

In den Übergangsphasen ist es extrem wichtig, die Schleimsekretion des Muttermunds im Auge zu behalten, um Eisprünge, die außerhalb des üblichen Zeitfensters auftreten, nicht zu übersehen. Keine Regelblutung gehabt zu haben, ist kein eindeutiges Zeichen dafür, dass kein Eisprung herannaht. In den Wechseljahren kann bis zu einem Jahr nach der vermeintlich letzten Menstruation noch ein Eisprung stattfinden, in der Stillzeit kommt es recht häufig zu einem Eisprung vor der ersten Regel und auch nach Absetzen der Pille ist ein Ausbleiben der Regel kein Zeichen dafür, dass die Fruchtbarkeit noch nicht wieder zurückgekehrt ist. Im Zweifel: Zusätzlich Barrieremethoden verwenden und gerade in Phasen der Zyklusunregelmäßigkeiten nicht in einen Schlendrian verfallen, der da lautet: Ich kenne meinen Zyklus doch …

# HORMONE KURZ UND KNACKIG

## Östrogene

Wir haben mehrere Östrogene im Körper beziehungsweise chemisch leicht unterschiedliche Verbindungen, die alle in unterschiedlichem Maße östrogene Wirkungen ausüben. Insgesamt sind mittlerweile mehr als 20 Moleküle des Östrogenstoffwechsels bekannt. Unsere drei Hauptöstrogene sind Östradiol, Estriol und Östron.

### ÖSTRADIOL

Östradiol ist für die Ausprägung weiblicher Formen und das Wachstum der Geschlechtsorgane in der Pubertät zuständig. Es setzt den Zyklus in Gang, bewirkt die Eireifung und

baut die Gebärmutterschleimhaut auf. Es wirkt auf alle Organe und Gewebe, die Östrogenrezeptoren haben, auch auf Bereiche des Körpers, die rein gar nichts mit der Fortpflanzung zu tun haben, wie die Gelenkschleimhaut (Synovialis) und Knochen. Eine normale Menge führt zu psychischem Wohlbefinden, zu viel davon kann Frauen unausgeglichen stimmen, fördert Wassereinlagerungen und ist ein Faktor in der Entstehung von prämenstruellen Beschwerden, wenn der Ausgleich durch genügend Gelbkörperhormon fehlt.

### ESTRIOL

Estriol ist für den Aufbau, die Elastizität und die Reparaturfreudigkeit der Scheiden- und Blasenwand zuständig. Geht eine Schwangerschaft zu Ende, wird ganz viel davon produ-

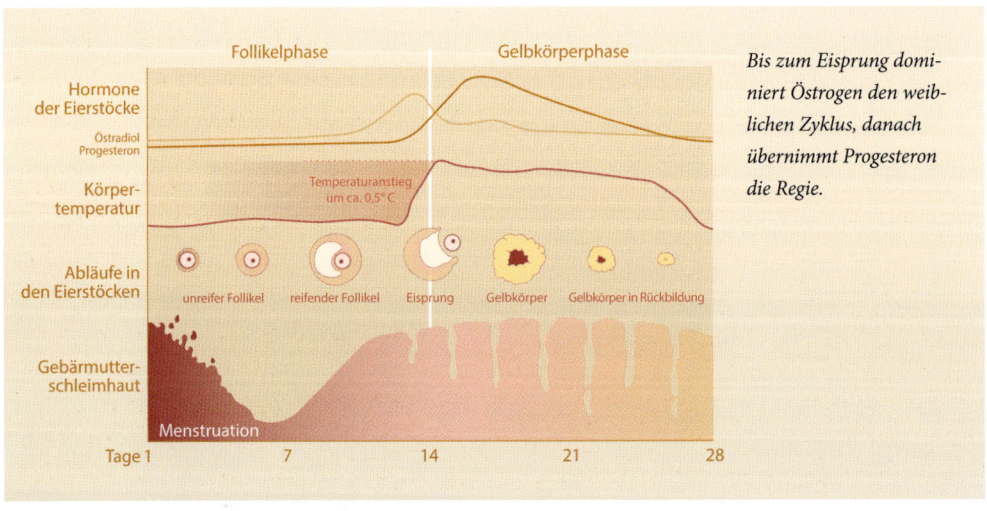

*Bis zum Eisprung dominiert Östrogen den weiblichen Zyklus, danach übernimmt Progesteron die Regie.*

ziert: Ein Trick von Mutter Natur, damit wir auch ein acht Pfund schweres Baby ohne größere Schwierigkeiten auf natürlichem Weg gebären können. Estriol fördert die Bildung von vielen neuen glykogenhaltigen Scheidenepithelzellen, macht die Scheide verschiebeelastisch und reparaturfreudig. Es ist auch nötig, um die gesunde Milchsäurebakterienflora in den fruchtbaren Jahren der Frau aufrechtzuerhalten. Bei manchen Frauen führt ein Estriolmangel, der durch die Einnahme der Pille entsteht, dazu, dass Schmerzen beim Geschlechtsverkehr auftreten und eine Neigung zu Infekten der Blase und Scheide auftritt, da die Produktion aller natürlicher Östrogene im Eierstock unterbunden wird. Viele Frauen sagen, dass diese Beschwerden nachlassen oder sogar ganz verschwinden, sobald sich wieder ein natürlicher Zyklus eingependelt hatte.

## ÖSTRON

Das Hormon Östron wird in der Forschung überwiegend als Speicherform betrachtet. Nach den Wechseljahren ist dies das Östrogen, das am stärksten vorhanden ist.

## Progesteron

Das Gelbkörperhormon wandelt in der zweiten Zyklushälfte die Gebärmutterschleimhaut zum vollständigen Eibett um, bereitet uns auf eine Schwangerschaft vor, wirkt auf die Psyche sowie auf das Bindegewebe, die Muskulatur und die Gelenke entspannend. Für die Vaginalflora ist es wichtig, da es alte Oberflächenzellen zum Absterben bringt und so zur Erneuerung der Scheidenwand beiträgt. Gleichzeitig stellt es den Milchsäurebakterien das in den Zellen enthaltene Glykogen zur Verfügung, von dem diese leben.

In der zweiten Zyklushälfte ist die Balance zwischen den Östrogenen, vor allem zwischen Östradiol und Progesteron, wichtig für das körperliche und psychische Wohlbefinden und eine gesunde Fruchtbarkeit. Wobei nicht nur der absolute und im Blut messbare Hormonwert entscheidend ist, sondern auch die Ansprechbarkeit unter anderem der Progesteronrezeptoren eine Rolle spielt.

Einen Hinweis darauf, dass im Hormonhaushalt der »Haussegen« schiefhängt, bekommen Sie über Ihre Temperaturkurve in den zehn Tagen vor dem Einsetzen der Menstruation. Die Hochlage nach dem Eisprung sollte 10 bis 16 Tage betragen und stabil sein, ist sie das nicht, kann das ein Hinweis auf eine Gelbkörperschwäche und damit ein Ungleichgewicht zwischen Östradiol und Progesteron sein (relative Östrogendominanz).

Ist die Hochlage, das heißt die höhere Temperaturphase in der zweiten Zyklushälfte, kürzer als zehn Tage, dann ist zu erwarten, dass eventuell nicht ausreichend Gelbkörperhormone gebildet werden. Eine Gelbkörperschwäche wird medizinisch als Corpus-luteum-Insuffizienz bezeichnet, sie kann die Ursache dafür sein, dass es schwieriger wird, schwanger zu werden und zu bleiben.

## Schilddrüse

Bei einer Unterfunktion der Schilddrüse, aber auch bei bestimmten Autoimmunerkrankungen wie der Hashimoto-Thyreoiditis herrscht in vielen Fällen eine chronische Untertemperatur im Körper. Müssen Sie Ihre Zykluskurven immer nach unten »eichen«, um die Kurve überhaupt auf den Temperaturbogen zu bekommen, und steigt die Hochlage nur sehr gering über die Phase der Niedertemperatur, dann sollten Sie beim Hausarzt die Funktion Ihrer Schilddrüse überprüfen lassen. Das muss auch gar nicht bedeuten, dass Sie sofort Medikamente nehmen müssen, manchmal fehlen der kleinen Drüse vorn an unserem Hals nur Jod, Zink und Selen. Da sehr schwere Schilddrüsenstörungen mit einer erhöhten Fehlgeburtsrate einhergehen können und ein Kind im Mutterleib unter anderem für seine Gehirnentwicklung darauf angewiesen

ist, dass die Mutter genug Schilddrüsenhormone, aber auch Jod zur Verhütung hat, ist der Check wichtig, falls Sie in der näheren Zukunft Nachwuchs planen.

## Das Milchbildungshormon Prolaktin

Prolaktin ist das Hormon, das am Ende einer Schwangerschaft und in der Stillzeit dafür sorgt, dass Muttermilch gebildet wird. Es ist gleichzeitig ein Gegenspieler der Östrogene. Ist der Prolaktinspiegel hoch, wird die Eireifung unterdrückt oder ausgebremst, der Zyklus kommt zum Erliegen. In der Stillzeit ist es unwahrscheinlich, schwanger zu werden (aber nicht unmöglich!), die Laktations-Amenorrhoe-Methode der Verhütung setzt darauf an. Wenn eine Frau ihr Baby unter bestimmten Bedingungen voll stillt und nach der Geburt noch keine Regelblutung aufgetreten ist, liegt die Wahrscheinlichkeit, schwanger zu werden, im ersten halben Jahr bei etwa zwei Prozent. Voraussetzung ist aber, dass das Kind ausschließlich gestillt wird und die Stillpausen nicht länger als vier Stunden dauern. Beachten Sie in der Stillzeit daher zusätzlich den Muttermundschleim sowie die Position des Muttermunds. Sobald die Symptome sich in Richtung Fruchtbarkeit verschieben, können Sie sich nicht mehr auf die verhütende Wirkung des Stillens verlassen.

### ERHÖHTE HORMONSPIEGEL

Das Milchbildungshormon Prolaktin kann auch durch Stress sowie durch die Einnahme

### BEEINFLUSSEN HORMONE UNSEREN ZYKLUS?

Die weiblichen Geschlechtshormone agieren in unserem Körper nicht isoliert, sondern stehen im Dialog mit anderen Hormonen. Frauen, die natürlich verhüten, die Basaltemperatur messen und ihre Körperzeichen beobachten, kommen über nicht ganz ideale Kurven oft anderen Hormonstörungen wie Schilddrüsenerkrankungen auf die Schliche.

von Medikamenten, vor allem von Psychopharmaka, ansteigen. Wenn Sie unter Dauermedikation stehen, Ihre Kurven keine klare Hochlage zeigen oder häufig anovulatorische Zyklen auftreten, fragen Sie Ihren Arzt, ob die Medikamente in diese Richtung wirken können. Auch häufiges Brustspannen, das nach der Regel nicht abklingt, kann ein Hinweis sein. Dass die Brüste ein paar Tage vor der Regel spannen und kurz vor dem Eisprung kribbeln oder jucken, ist normal. Der steigende Östrogenspiegel vor dem Eisprung verstärkt die Durchblutung der Brüste und sieben Tage vor einer Menstruation, wenn der Gelbkörper gut entwickelt ist, steigt in jedem Zyklus der Prolaktinspiegel ein wenig an. So, als ob der Körper nach dem Eisprung anfängt zu überlegen, ob in acht Monaten jemand an der Brust satt werden soll.

Da der Prolaktinspiegel kurz vor der Menstruation immer etwas erhöht ist, erfolgt eine Blutabnahme zur Überprüfung des Prolaktinspiegels immer am Ende der Periode. Wenn Sie zu einer Prolaktinbestimmung sollen, achten Sie bitte darauf, dass Sie in den 24 Stunden zuvor Ihre Brüste nicht eincremen, massieren oder Ihr Partner sie liebkost. Berührungen der Brust lassen den Prolaktinspiegel steigen. In der Stillzeit ist das nützlich, das Kind wird gestillt und regt gleichzeitig die Produktion von Nachschub an. Es ist nur so, dass viele Frauen mit einer Prolaktinerhöhung reagieren, wenn die Brust stimuliert wird. Gehen sie danach zur Blutentnahme, kann der Wert fälschlich zu hoch sein und sie werden womöglich unnötig mit Medikamenten behandelt.

## Männliche Geschlechtshormone

Sowohl die Eierstöcke als auch die Nebennierenrinde bilden männliche Geschlechtshormone wie Testosteron oder Androstendion. Ein wenig davon brauchen wir, genauso, wie der Körper eines Mannes kleine Mengen an weiblichen Hormonen bildet. Zu viele männliche Hormone können die Eireifung stören und den Eisprung verhindern.

### PCO-SYNDROM

Beim sogenannten Syndrom der Polyzystischen Ovarien (PCO-Syndrom) gibt es unterschiedliche Erscheinungsformen, von denen einige mit stark erhöhten männlichen Hormonen einhergehen. Es kommt dann zu ausbleibenden Eisprüngen und deutlich verlängerten Zyklen. Manche Frauen haben auch gehäuft dunkle Schmier- und Kleckerblutungen, die völlig unregelmäßig auftauchen, aber eine »richtige« Menstruation lässt monatelang auf sich warten. Zu viele männliche Hormone können aber auch an einem zu hohen Insulinspiegel liegen. Vor allem wenn über Nacht viel Insulin im Blut kreist, kann das die Produktion von männlichen Hormonen triggern. Insulinresistenz bedeutet, dass der Körper mehr Insulin als durchschnittlich benötigt, um den Blutzuckerspiegel zu regulieren und keinen Diabetes auszubilden. Die

Empfindlichkeit gegenüber Insulin schwankt im Tagesverlauf, vor allem ein Insulinüberhang in der Nacht kann die Bildung der männlichen Hormone fördern. Insulinresistenz gehört zu bestimmten Erscheinungsformen des PCO-Syndroms. Ausbleibende Eisprünge, Kurven ohne Hochlagen und verlängerte Zyklen können ein Hinweis darauf sein.

### DIAGNOSEHILFE

Es ist nicht möglich, aus den Kurven exakt zu diagnostizieren, welche hormonellen Probleme vorliegen, aber die Kurven können gute Hinweise darauf geben, wo man anfangen muss zu suchen. Ich bin immer sehr froh, wenn meine Patientinnen mit ihren Kurvenblättern der letzten drei bis sechs Monate in die Praxis kommen. Oft ergibt sich daraus sehr schnell, welche weitere Diagnostik angebracht ist. Wenn später Kinder geplant sind, ist die Zeit, in der eine Schwangerschaft noch nicht passt, bestens geeignet, um Körper und Zyklus auf die Sprünge zu helfen, damit es dann gut klappt, wenn ein Kind kommen soll.

## Kinderwunsch nach hormoneller Verhütung

Bei Frauen, die jahrelang die Pille genommen haben, ist es dagegen nicht möglich, dem Zyklus »in die Karten zu gucken«. Manche setzen wegen akutem Kinderwunsch die Pille ab, werden sofort schwanger und alles ist gut. Andere setzen die Pille ab, haben einen chaotischen Zyklus, und da die Pille bis zu

sechs Monate nach Absetzen Veränderungen im Hormonhaushalt hinterlassen kann, ist eine schnelle Diagnostik manchmal nicht möglich oder erbringt falsche Ergebnisse. Verhütung und Kinderwunsch sind zwei Seiten einer Medaille, natürliche Verhütung ist mehr als nur keine Kinder zu bekommen, wenn es im Leben nicht passt.

## Nach 15 Jahren pillenmüde

Inken H. hatte mit 15 bei einem damals sehr unregelmäßigen Zyklus, starker Akne und dem Verdacht auf ein Syndrom der Polyzystischen Ovarien (PCO-Syndrom) eine Pille bekommen, die sie in den folgenden 15 Jahren durchgehend eingenommen hat. Während der ganzen Zeit hatte sie keinerlei Proleme mit der Verträglichkeit und war auch froh, während Schulzeit und Studium sicher verhüten zu können. Aber jetzt, mit mittlerweile 30, hatte sie es so langsam satt, Tag für Tag die Pille einnehmen zu müssen.

»Ich habe mich nicht getraut, gleich mit NFP anzufangen, da ich immer noch im Kopf hatte, dass mein Körper noch nie selbst einen regelmäßigen Zyklus hinbekommen hatte. Gleichzeitig habe ich mir Sorgen gemacht, ob es später mit Kindern klappt. Mein erster Frauenarzt hat mir damals gesagt, mit einem PCO-Syndrom könne es schwer werden, schwanger zu werden. Ich war sehr glücklich, als mir das Diaphragma angeboten wurde und meine Frauenärztin mir vorschlug, zunächst das Diaphragma immer zu verwenden, aber parallel damit anzufangen, meinen Zyklus zu tracken, Temperatur und Symptome

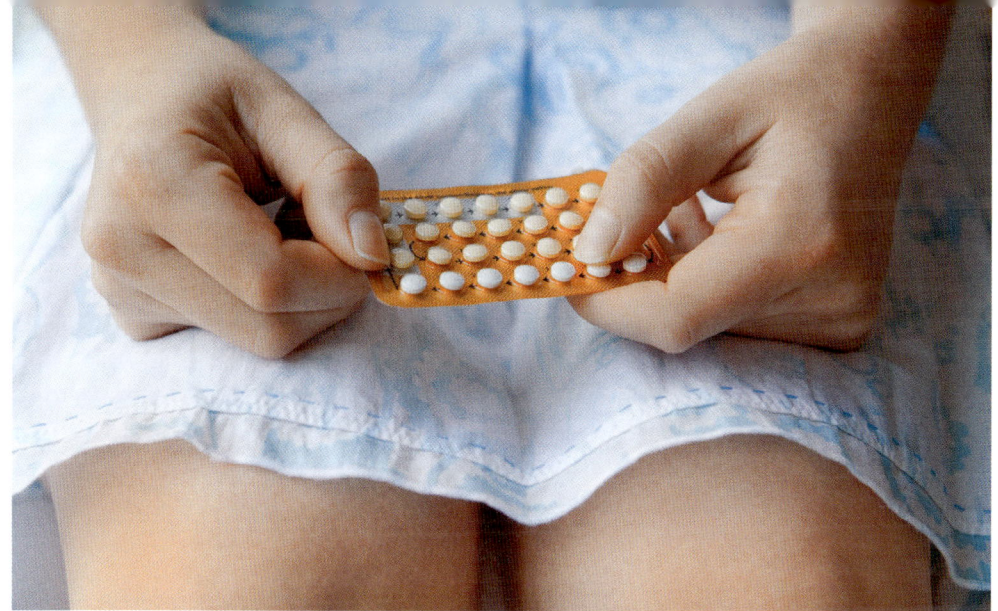

*Viele Frauen suchen nach jahrelanger hormoneller Verhütung nach Alternativen, die nicht in den Zyklus eingreifen.*

aufzuzeichnen und mir so eine Übersicht über die Funktion meines Zyklus zu verschaffen. Bei meinen ersten Kurven war der Zyklus sehr lang, einmal sogar bis 50 Tage, und das Schleimsymptom nahm mehrmals Anlauf, kam aber nicht aus dem Quark. Ich habe dann pflanzliche Medikamente und homöopathische Tropfen bekommen und konnte innerhalb von drei Monaten zusehen, wie die Zyklusphasen stabiler wurden. Das gibt mir auch Vertrauen, dass mein Körper das schaffen kann, wenn ich später ein Kind möchte. Mittlerweile lasse ich das Diaphragma, mir passt ein 60er Milex® wide seal, nach Erreichen einer Hochlage weg. Das Schöne ist, ich habe meine Verhütung jetzt selbst in der Hand, sehe, dass ich regelmäßige Eisprünge habe, und wenn mein Freund und ich in den nächsten Jahren sagen: Es ist Zeit für ein Kind, muss ich mir keine Sorgen

mehr über Zyklusunregelmäßigkeiten nach der Pille machen.«

## BESONDERE PHASEN IM LEBEN EINER FRAU

Es gibt Phasen, in denen sich der fruchtbare Zyklus erst (wieder) einstellen muss oder sich langsam verabschiedet. Auch in diesen Phasen ist NFP möglich, sowohl zur Verhütung als auch als nützliches Handwerkszeug, um sich einen Überblick darüber zu verschaffen, was im eigenen Körper gerade los ist. In Zeiten, in denen auch sehr lange Zyklen vorkommen und Eisprünge nicht regelmäßig auftreten, nehmen der Muttermundschleim und die anderen Muttermundzeichen, die auch gemeinsam zur doppelten Kontrolle verwendet werden können, eine Hauptrolle ein. Rechenregeln (siehe Seite 86) treten völlig zurück und werden nur noch angewendet, wenn zuvor über die Temperaturkurve eine eindeutige und ausreichend lange Hochlage (siehe Seite 90) nachgewiesen wurde. Ohne diesen Beweis wird jede Blutung, egal wie stark sie ist, als potenziell fruchtbar angenommen. Bei einem unregelmäßigen Zyklus (siehe Seite 100) gelten für NFP andere Regeln.

## Das Grundmuster der Unfruchtbarkeit

In »Östrogentälern«, das heißt in Phasen niedriger Östrogenproduktion, zeigt sich oft ein über längere Zeit immer gleiches Muster von Schleim (siehe Seite 82 ff.), der dicklich, zäh, weißlich, gelegentlich klebrig ist. Es lässt sich weiter nichts beobachten, der Scheideneingang fühlt sich trocken an oder erzeugt ein immer gleich bleibendes, leicht feuchtes Gefühl, ohne dass die Konsistenz in eine S- oder S+-Qualität übergeht. Bleibt dieses Muster länger als drei Wochen bestehen, kann Unfruchtbarkeit angenommen werden. Solange Sie dieses Schleimmuster beobachten, brauchen Sie Ihre Temperatur nicht zu messen, müssen den Schleim aber weiter beobachten. Sobald sich das Schleimmuster ändert, beginnen Sie wieder zu messen und die Muttermundbeschaffenheit als doppelte Kontrolle zum Schleim hinzuzuziehen, denn es kommt nicht immer zur Ausbildung einer Hochlage (siehe Seite 90), wenn die Reifung

des Eis ausbleibt oder kein Eisprung mit Gelbkörperbildung stattgefunden hat.

Ein »Östrogental« ist keine Phase, in der wir einen ganz niedrigen Östrogenspiegel haben, wie es vor der Pubertät und zwei bis drei Jahre nach der letzten Menstruation im Leben (Menopause) vorkommt, sondern wie in den wirklichen Bergen: Ein Tal liegt vielleicht 800 Meter über dem Meeresspiegel, tief im Vergleich zu den Nachbarbergen, aber hoch im Vergleich zur Norddeutschen Tiefebene. So ein Östrogental kommt bei sehr langen Zyklen sowohl in den Wechseljahren als auch nach einer Geburt vor. Häufig ist dieses Muster auch ein bis zwei Jahre vor der Menarche, der ersten Menstruation, präsent als sogenannter »Weißfluss«, den die jungen Mädchen in der Unterhose bemerken.

Fruchtbarkeit wird angenommen, sobald sich das Grundmuster der Unfruchtbarkeit im Schleim ändert oder der Muttermund weicher und offener wird. Die Fruchtbarkeit endet am Abend des vierten Tages mit geschlossenem und festem Muttermund und am Abend des vierten Tages nach dem Schleimhöhepunkt. Dies ist eine Ausnahme gegenüber den üblichen NFP-Regeln, bei denen es in regelmäßigen Zyklen drei Tage sind (siehe ab Seite 85). Für die Auswertung der ersten Temperaturhochlage nach einem Grundmuster der Unfruchtbarkeit/Östrogental benötigen Sie außerdem eine zusätzliche höhere Messung (statt Drei-über-sechs wenden Sie Vier-über-sechs an), bevor Sie freigeben können.

## Geburt und Stillzeit

Blutungen in den ersten acht Wochen nach einer Geburt oder innerhalb der ersten drei Wochen nach einer frühen Fehlgeburt sind keine »normalen« Blutungen und werden im NFP daher auch nicht als Zyklusanfang gewertet. Sie gehören zum Wochenfluss, dem Wundsekret, das zur Abheilung der Wunde gehört, die der Mutterkuchen in der Gebärmutter hinterlassen hat. Wann der Zyklus wieder einsetzt, kann niemand sagen. Wichtig ist aber, dass Sie ab der allerersten Regel Fruchtbarkeit annehmen.

Bis zur ersten Regel können Sie sich entweder auf die Laktations-Amenorrhoe-Methode verlassen und Ihr Kind voll, das heißt mindestens alle vier bis sechs Stunden, stillen (siehe Seite 36) oder Sie beginnen nach Abklingen des Wochenflusses mit der Beobachtung des Schleims und bei jeder kleinsten Änderung des Grundmusters (siehe Seite 40) mit der Kontrolle des Muttermunds. Treten Veränderungen auf, die einen Eisprung ankündigen, messen Sie zusätzlich die Basaltemperatur. Bei Sensiplan® gibt es spezielle Zyklusblätter für die Stillzeit.

## Die Wechseljahre

Ist die Pubertät das Einschwingen in einen fruchtbaren und regelmäßigen Zyklus, so ist der erste Teil der Wechseljahre – die Phase, in der noch Menstruationen auftreten – das Herausschwingen aus dem Zyklus. Durchschnittlich mit 52 Jahren erleben Frauen in Deutschland ihre letzte Menstruation, die auch die Menopause genannt wird. Einige erleben schon mit 44 ihre letzte Regel, andere bluten bis 58 Jahre. Ob es die letzte Blutung im Leben war, nun, das ist immer erst in der nachträglichen Betrachtung zu klären.

Der Verlauf der Wechseljahre ist individuell sehr unterschiedlich, für die meisten Frauen sind die letzten zwei Jahre vor der Menopause von sehr unregelmäßigen Zyklusverläufen geprägt, aber es gibt durchaus auch Fälle, bei denen Frauen sehr regelmäßig bluten und dann ganz plötzlich aufhören.

Wie lange müssen Sie in den Wechseljahren verhüten? Klare Aussage: bis ein Jahr nach der letzten Regel, wenn diese nach dem 50. Geburtstag stattfand. Haben Sie früher aufgehört zu bluten, lautet die Empfehlung zwei Jahre. Bei Frauen, die früh aufhören, setzt manchmal nach 18 Monaten die Regel wieder ein, gelegentlich mit einem vollständig fruchtbaren Eisprung vor der Blutung. Ups, auch wenn das Verhüten manchmal nervt: Geben Sie es nicht zu früh auf.

Abgesehen davon, helfen die Kurvenblätter auch Symptome zuzuordnen: Was passiert mit mir in den Östrogentälern? Treten dann gehäuft Spannungskopfschmerzen oder Herzklabastern auf? Wenn die Gelbkörperphase nicht rund läuft und die Hochlage zu schnell abfällt, ist das eine Phase, in der Schlafstörungen fast unerträglich werden? Gegen viele dieser zyklusbezogenen Probleme gibt es gute Hausmittel und Heilpflanzen.

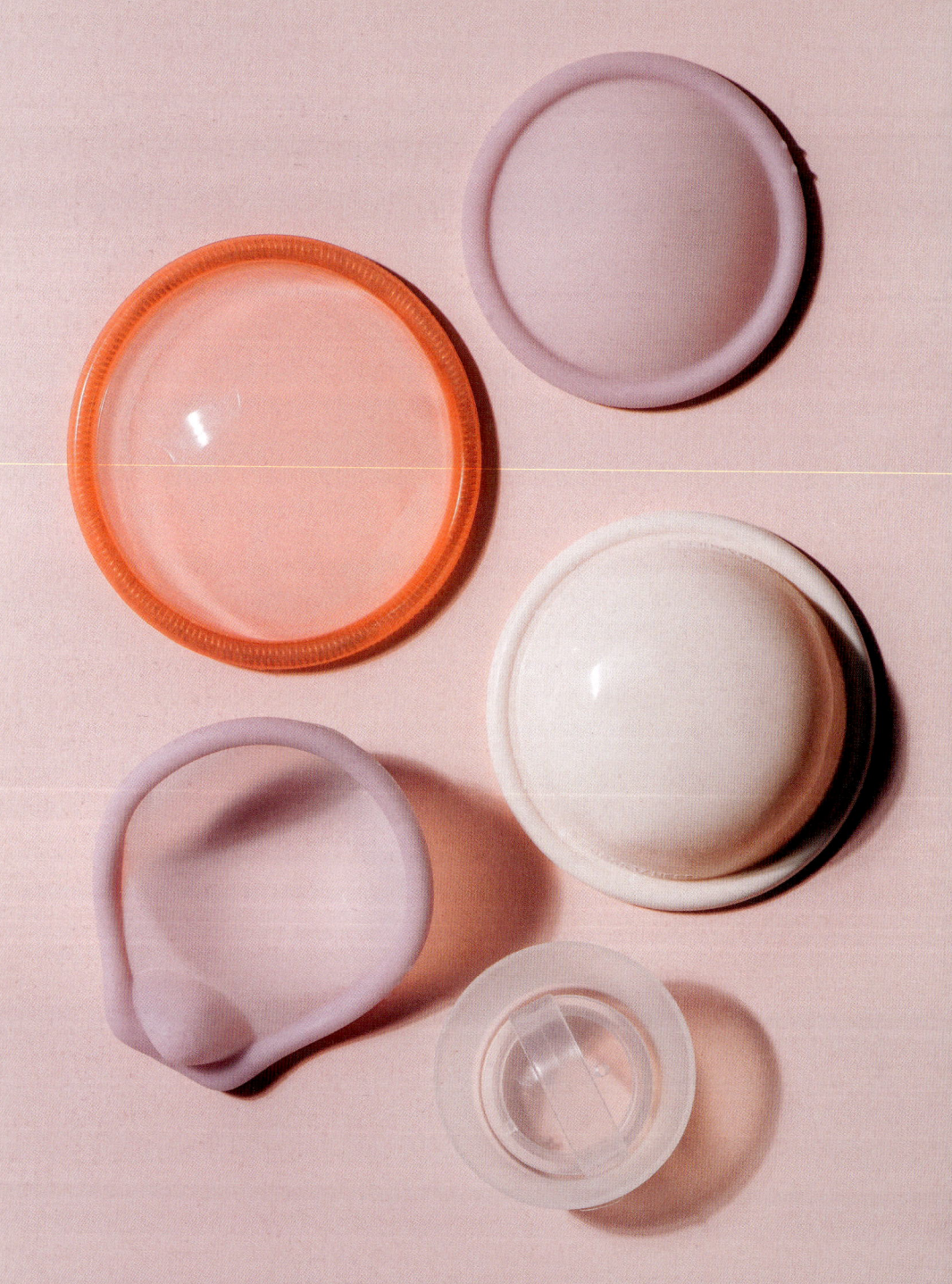

# VERHÜTEN MIT DIAPHRAGMA UND CO.

Barrieremethoden gibt es nicht nur für den Mann! Mit Diaphragma und Co. können Sie als Frau die Verhütung in die eigenen Hände nehmen, ganz ohne Hormone.

BADEWANNE FÜR DEN MUTTERMUND
44

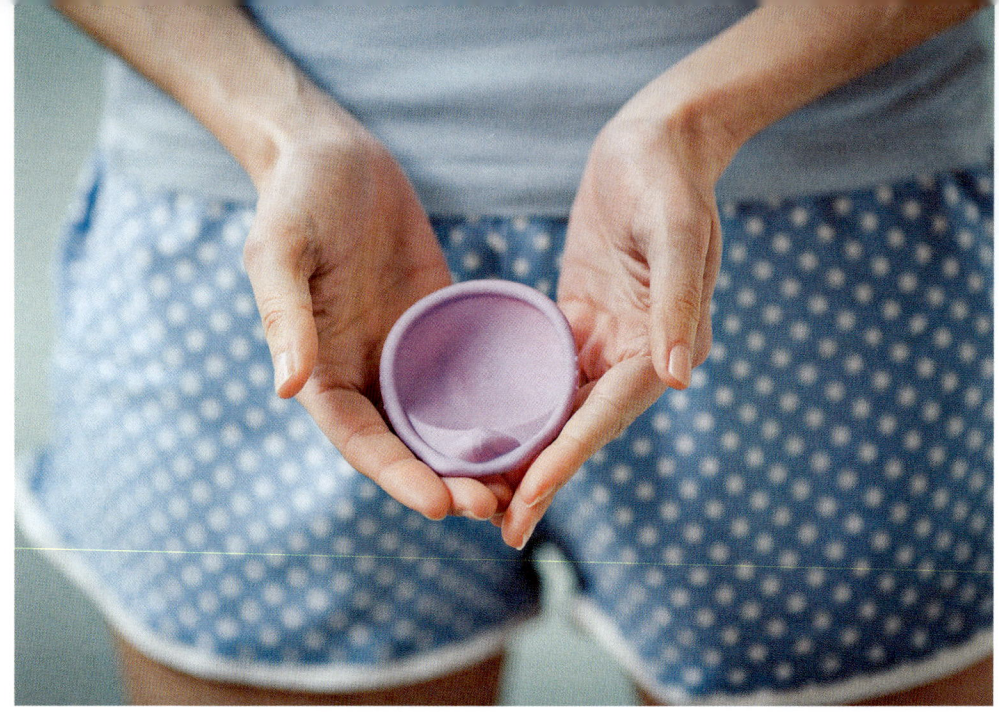

# BADEWANNE FÜR DEN MUTTERMUND

### WAS IST EIN DIAPHRAGMA?

Ein Diaphragma ist eine Kuppel aus Silikon, die sich über einem Federring wölbt. Es deckt den Muttermund ab und stellt so eine mechanische Barriere dar, die verhindert, dass Spermien an den Muttermund gelangen. Aber es fängt im Gegensatz zu einem Kondom, egal ob für Männer oder Frauen, nicht alle Samenzellen ab. Ein Diaphragma dichtet den Muttermund nicht wie ein Siegel hundertprozentig ab und ist daher darauf angewiesen, dass zur Verhütung zusätzlich ein spermienhemmendes Gel verwendet wird. Eigentlich ist das Diaphragma so etwas Ähnliches wie eine Badewanne, die den Muttermund in einem samenzellenfeindlichen Milieu badet und dafür sorgt, dass das Gel an Ort und Stelle bleibt. Erreichen die Spermien das für sie freundliche Milieu im Muttermund, wo sie bis zu sechs Tagen überleben können, nicht, sterben sie in der Vagina innerhalb von vier bis sechs Stunden ab.

Bei der Verhütung mit dem Diaphragma werden also eine mechanische und eine biologische Barriere miteinander kombiniert, damit die Spermien nicht zum Muttermund gelangen. Ein Zusammentreffen von Eizelle und Samen wird verhindert, sodass keine Empfängnis stattfinden kann.

Die Vagina wird durch das Diaphragma in zwei Bereiche unterteilt, einen schmalen Raum am Muttermund oben in der Scheide (dort liegt der Muttermund in dem Gel) und dem großen Raum unterhalb des Diaphragmas. Hier befindet sich beim Verkehr der Penis und später nach dem Samenerguss tummeln sich die Spermien, bis sie das Ende ihrer kurzen Lebensspanne im sauren Vaginalmilieu erreicht haben.

Während die Vagina für Samenzellen ein unwirtliches Milieu darstellt, können sie, einmal in der Gebärmutter angekommen, bis zu fünf Tage überleben. Gerade während der Eisprungphase sondert der Muttermund ein basisches, spermienfreundliches Sekret ab, in dem sich die kleinen Kerlchen sehr wohlfühlen. Ist das Diaphragma rechtzeitig vor dem Sex an Ort und Stelle und deckt den Muttermund ab, haben die kleinen Schwimmer aber keine Chance, dorthin zu gelangen.

Damit die Barriere wirklich sicher funktioniert, ist es wichtig, dass das Diaphragma gut passt. Ist das Diaphragma viel zu klein, kann es abklappen und der Penis gelangt zwischen Diaphragma und vorderer Scheidenwand zum Muttermund, oder es kann durch die Bewegung des Penis vom Muttermund rutschen. Ein Diaphragma, das zu groß ist, kann nicht korrekt eingeführt werden oder zu Missempfindungen führen.

## VORTEILE DES DIAPHRAGMAS

Diaphragmen und andere Barrieremethoden haben einige große Vorteile gegenüber anderen Methoden:

- **Flexible Anwendung:** Sie brauchen das Diaphragma nur dann, wenn Sie tatsächlich Geschlechtsverkehr haben wollen. Wenn Sie gleichzeitig NFP (siehe ab Seite 76) praktizieren, kommt es noch seltener zum Einsatz, nämlich nur an den fruchtbaren Tagen. Oder in den Monaten, in denen die Zyklusaufzeichnung durch Urlaub, Nacht-

*Das Diaphragma ist eine flexible und nebenwirkungsfreie Barrieremethode.*

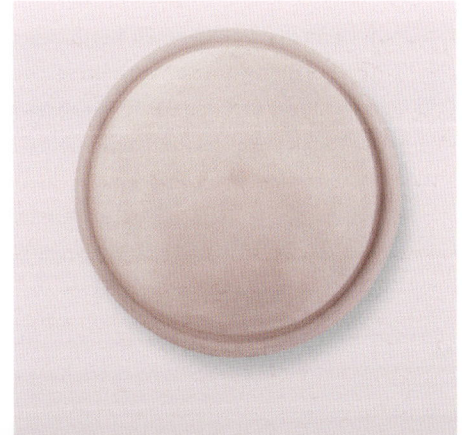

dienste, Erkältungen oder andere störende Einflüsse schwierig wird und Sie sich deswegen schwer damit tun, die fruchtbaren Tage genau zu ermitteln. Entweder bedeutet das, konsequent bei jedem Geschlechtsverkehr, bei dem der Penis in die Nähe der Vagina kommt, eine Barriereme-

### STIMMT DIE GRÖSSE?

Lassen Sie die Größe Ihres Diaphragmas immer wieder kontrollieren. Zum Beispiel dann, wenn Sie ein Kind geboren haben, egal ob Sie eine normale Geburt oder einen Kaiserschnitt hatten. Auch nach einer Fehlgeburt, Abtreibung oder anderen gynäkologischen Operationen empfiehlt es sich, die Größe zu überprüfen. Ebenso, wenn Sie mehr als zehn Kilo ab- oder zugenommen haben. Und auch wenn Sie das Gefühl haben, das Diaphragma sitzt völlig anders als sonst, fängt an zu drücken, obwohl Sie es korrekt platziert haben, oder schlackert in der Vagina hin und her, ist eine Überprüfung bei der Frauenärztin sinnvoll. Unser Körper verändert sich, wir werden älter, es können Senkungen entstehen. Aber auch Sport, Beckenbodentraining, Pilates oder Yoga können gelegentlich Veränderungen im kleinen Becken verursachen.

thode zu verwenden oder sie nur an den Tagen einzusetzen, an denen Sie möglicherweise schwanger werden können. Wie Sie diese bestimmen, wird ab Seite 76 erklärt, zur Kombination von Zeitwahl- und Barrieremethoden können Sie sich ab Seite 104 informieren.

- **Keine Beeinflussung** körperlicher Vorgänge und hormoneller Abläufe: Sie haben Ihren natürlichen Zyklus, so, wie er zu Ihnen gehört und Ihr Körper ihn bildet.
- Weitestgehende **Unabhängigkeit von Arztterminen** und Kontrollen: Im Gegensatz zu Pille, Spirale und Co. brauchen Sie keine Rezepte, Kontrolluntersuchungen oder einen Termin, um die Spirale zu entfernen, sollten Sie einen Kinderwunsch entwickeln. Allerdings benötigen Sie anfangs einen Termin bei einer Fachfrau, Ärztin, Hebamme oder Krankenschwester um herauszufinden, welche Größe und welches Modell zu Ihnen passt. Bei uns in der Praxis übernehmen die Hebammen die Anpassung und bei Bedarf auch ein Training für das Einsetzen und Entfernen.
- Diaphragmen sind eine **umweltfreundliche Verhütungsmethode**: Diaphragmen und Kappen halten bei guter Pflege länger als die zwei Jahre, die von den Herstellern angegeben werden, enthalten keine Giftstoffe und die heutigen Gele sind frei von schlecht abbaubaren oder hormonaktiven Stoffen, die das Grundwasser und andere Lebewesen beeinträchtigen können.

## »Geht nicht« gibt es fast nicht

Diaphragmen und Kappen können von fast allen Frauen verwendet werden. Ausnahmen sind lediglich Frauen mit einer sehr flachen Zervix, bei denen der Muttermund kaum aus der Scheide herausragt. Das kann nach wiederholten Operationen von Veränderungen an Muttermund (wie einer Konisation) der Fall sein. Auch eine flache Venusbogennische (siehe Seite 23) oder eine starke Senkung der Blase und der Scheidenvorderwand können ein anatomischer Hinderungsgrund dafür sein, ein Diaphragma als Verhütungsmittel zu verwenden.

## Wie sicher ist die Verhütung?

Die optimale Sicherheit eines Diaphragmas liegt bei 98 bis 98,8 Prozent. Dies setzt allerdings voraus,

- dass das Diaphragma wirklich passt und dass von einer Fachfrau überprüft wurde, ob Modell und Größe stimmen.
- dass das Diaphragma immer in Verbindung mit einem nachgewiesen wirksamen Gel verwendet wurde. Ja, es gibt diverse Rezepte im Internet, wie selbst gemachte Diaphragmagele hergestellt werden können. Aber bitte erwarten Sie davon nicht die maximale Sicherheit in Sachen Empfängnisverhütung!
- dass das Diaphragma konsequent bei jedem Verkehr getragen wurde.

Werden diese Voraussetzungen eingehalten und wird das Diaphragma konsequent und korrekt angewendet, werden pro Jahr lediglich 1,2 bis 2 Prozent der Frauen ungewollt schwanger. Die durchschnittliche Sicherheit wird mit 92 bis 94 Prozent angegeben, die meisten Schwangerschaften resultieren allerdings aus der Tatsache, dass das Diaphragma nicht wirklich bei jedem Verkehr eingesetzt wurde.

Bevor Sie sich für die Verwendung eines Diaphragmas entscheiden, bedenken Sie bitte, dass selbst unter optimalen Bedingungen die Rate der Schwangerschaften mindestens doppelt so hoch ist wie mit hormoneller Verhütung unter optimalen Bedingungen.

Wenn Sie eine Schwangerschaft um jeden Preis vermeiden wollen, verwenden Sie an den fruchtbaren Tagen zusätzlich zum Diaphragma ein Kondom.

## Anders als zu Omas Zeiten

Diaphragmen waren bis in die 80er-Jahre des letzten Jahrhunderts als Verhütungsmittel sehr verbreitet. Bis zum Siegeszug der »Antibabypille« und anderer hormoneller Verhütungsmethoden gehörten sie neben verschiedenen Zeitwahlmethoden und Kondomen zu den gebräuchlichsten Verhütungsmitteln. Aber die Diaphragmen und Kappen aus dem letzten Jahrhundert hatten so ihre Tücken, weshalb so manche Frau sie irgendwann frustriert in die Ecke pfefferte. Probleme im Zusammenhang mit Barrieremethoden resultierten aus Materialunverträglichkeiten, Allergien und einer gewissen Infektanfälligkeit.

- **Allergien:** Fast alle Produkte bestanden aus Latex und enthielten Weichmacher, die häufig zu allergischen Reaktionen mit extrem unangenehmem Brennen im Genitalbereich führten.
- **Häufige Infekte und vaginale Trockenheit:** Die Gele waren mit teils stark reizenden spermiziden (spermienabtötenden) Wirkstoffen bestückt. Diese töteten aber nicht nur die Samenzellen ab, sondern schädigten bei regelmäßigem Gebrauch auch die guten Milchsäurebakterien der Vagina, die den pH-Wert regeln und die lokale Abwehr gegen Krankheitserreger und Keime bilden. Häufige Pilz- und Harnwegsinfektionen waren die Folge, die sich auf Lust und Liebe nicht gerade förderlich auswirkten.

## Die Nachteile sind ausgestorben wie Dinosaurier

Wenn Ihnen heute jemand erzählt, Diaphragmen seien eine vorgestrige und schlecht verträgliche Verhütungsmethode, kann es gut sein, dass es sich um einen veralteten Kenntnisstand handelt. Das kommt sogar unter Kollegen vor, die noch die Nachteile der alten Diaphragmen und Kappe im Kopf haben. Tatsache ist jedenfalls, dass sowohl die spermienhemmenden Gele als auch die Diaphragmen heute viel besser verträglich sind. Allergien kommen nicht mehr vor. Von meinen Patientinnen höre ich allenfalls Klagen über die wenig schöne Farbe des Silikons, insbesondere beim Milex®.

*»Das sieht aus wie aus Omas Unterwäsche-Schublade!«*

Aber in puncto Design ist Rettung in Sicht: Im Frühjahr 2019 wird in Deutschland das Singa® Mehrgrößen-Diaphragma in den Handel kommen, das wie das Caya® pastell-lila eingefärbt ist. Der Unterschied zum Milex® ist die Federspannung, die in den großen Größen fester ist als bei den kleinen Größen. Die Feder besteht wie beim Caya® aus Kunststoff und nicht aus Metall. Die Prototypen, die wir seit einiger Zeit in der Praxis haben, werden von den Patientinnen als sehr angenehm empfunden. Sie sehen hübsch aus, sind leicht zu handhaben und einfach zu reinigen. Eine echte Alternative also, falls Sie die Farbe des Milex® furchtbar finden.

## DIE RICHTIGE HANDHABUNG

### Das Einführen

Ein Diaphragma können Sie zwei Stunden bis eine Sekunde vor dem Verkehr einsetzen. Auch wenn Sie beide vielleicht Lust danach verspüren: Beginnen Sie den Sex nicht ohne Diaphragma oder Kondom, um die Barriere dann erst kurz vor dem Höhepunkt einzusetzen! Das ist eine häufige Quelle für Verhütungspannen. Auch wenn in den »Freudentropfen« vor dem Samenerguss nur wenige

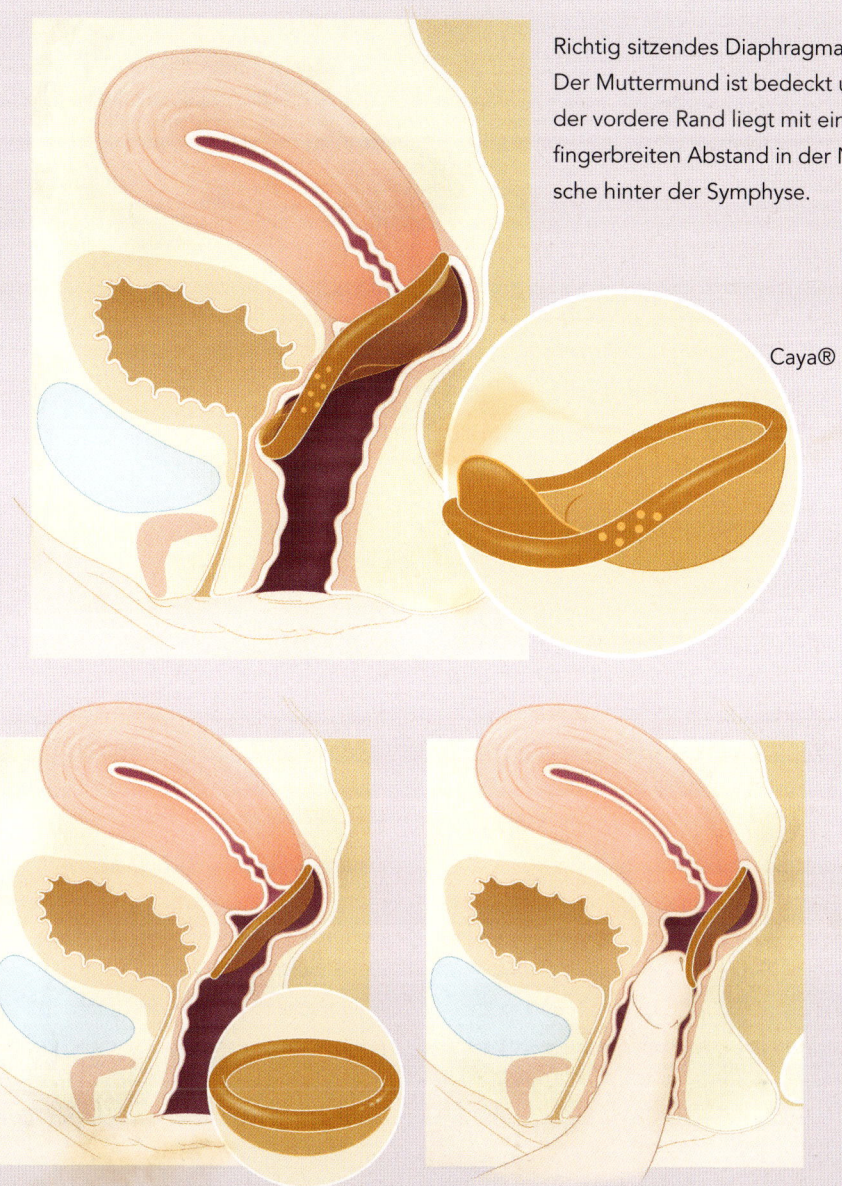

Richtig sitzendes Diaphragma:
Der Muttermund ist bedeckt und
der vordere Rand liegt mit einem
fingerbreiten Abstand in der Nische hinter der Symphyse.

Caya®

Das Diaphragma ist zu klein und kann
beim Sex abklappen, wie in der Abbil-
dung rechts zu sehen ist.

So nicht: Wenn das Diaphragma abklappt,
funktioniert die Barriere nicht.

Spermien vorhanden sind: Eine einzige Samenzelle, die durchkommt, reicht, um ein Kind zu zeugen!

### Nachtasten

Nach jedem Einsetzen müssen Sie immer nachtasten, ob der Muttermund auch wirklich bedeckt ist. Diaphragmen können manchmal unbeabsichtigt zwischen dem vorderen Rand des Muttermunds und der Symphyse platziert werden. Dann liegt der Muttermund frei.

### Wie lange bleibt das Diaphragma in der Vagina?

Für eine sichere Verhütung belassen Sie das Diaphragma nach dem Verkehr noch sechs, besser acht Stunden an Ort und Stelle. Falls das Diaphragma zwei Stunden vor dem Sex eingesetzt wurde, zählen diese zwei Stunden nicht mit. In diesem Fall lassen Sie das Diaphragma insgesamt also mindestens acht, besser zehn Stunden liegen.

Es dauert vier bis sechs Stunden, bis Spermien im sauren Milieu der Scheide untergehen, so lange müssen Sie also mindestens warten, um auch dem letzten robusten Spermium keine Chance zu geben, durch ein vorzeitiges Entfernen der Barriere den rettenden Muttermund zu erreichen.

### Wiederholter Verkehr

Wünschen Sie sich innerhalb von zwei bis acht Stunden danach zum zweiten Mal Sex, dann dürfen Sie das Diaphragma nicht entfernen, sondern benutzen zur sicheren Verhütung zusätzlich ein Kondom. Das spermienabtötende Gel kann sich durch den Muttermundsschleim verflüssigt haben und der Schutz auf diese Weise abnehmen. Alternativ zum Einsatz eines Kondoms kann das Scheidenmilieu stärker angesäuert werden, indem zusätzlich Gel nachgelegt wird, zum Beispiel mit einem Applikator.

### Warum sind die Vorgaben so streng?

Der Muttermund sondert fortlaufend ein Sekret ab, in dem Samenzellen optimale Lebensbedingungen vorfinden. Gerade um den Eisprung herum kann die Menge erheblich sein. Der Muttermundschleim stellt zu diesem Zeitpunkt für Samenzellen daher ein besonders förderliches Milieu dar, das sogar Nährstoffe enthält, um die Lebensdauer der Spermien zu verlängern.

Wenn nun das Diaphragma oder Caya® über viele Stunden mit dem Gel vor dem Muttermund liegt, steigt der durch das Gel sehr saure pH-Wert innerhalb des Diaphragmas allmählich wieder an. Das Gel, das die Spermien nicht nur durch den sauren pH-Wert hemmt, sondern ihre Beweglichkeit auch durch seine relativ feste Konsistenz einschränkt, wird durch den Muttermundschleim zudem flüssiger. An den fruchtbaren Tagen ist der Muttermundschleim noch dazu deutlich basischer als das normale Vaginalmilieu, eben spermienfreundlich.

Ist der pH-Wert im Diaphragma zu stark angestiegen, das heißt relativ zu basisch geworden, werden die Spermien möglicherweise nicht mehr ausreichend in ihrer Beweglichkeit gehemmt. Bei mehrfachem Verkehr ohne Kondom kommt wiederholt basischer Samenerguss in die Scheide, das heißt, auch außerhalb des Diaphragmas wird das Milieu immer spermienfreundlicher und die Überlebenszeit dadurch möglicherweise verlängert. Je saurer das Milieu in der Scheide ist, desto schneller werden die Spermien unbeweglich. Da das Ejakulat mit einem durchschnittlichen pH-Wert von 7,2 bis 7,8 leicht basisch ist, bleibt der pH-Wert in der Vagina bei mehrfachem Verkehr mit Samenerguss länger basisch. Gehen Sie daher auf Nummer sicher und steuern Sie entweder mit weiterem Gel gegen oder fangen Sie mit einem Kondom die zweite Portion basischen Ejakulats ab.

## Maximale Tragezeit

Die maximale Tragezeit beträgt 24 Stunden, danach sollte das Diaphragma entfernt werden, um einen Sekretstau zu vermeiden. Es sind aus den 80er-Jahren vereinzelte Fallberichte vom **Toxic-Shock-Syndrom** (TSS) bekannt geworden. Allerdings ging es dabei ausschließlich um Frauen, die das Diaphragma deutlich länger als einen Tag getragen haben und aus verschiedenen Gründen Blutungen aus der Gebärmutter hatten. Über die verwendeten Gele ist in den Fallberichten nichts beschrieben.

Mit den modernen Silikondiaphragmen sind bislang noch keine Fälle von TSS bekannt geworden. Dennoch sollten Sie das Diaphragma vorsichtshalber nicht länger als 24 Stunden

### WAS IST TSS?

Das toxische Schocksyndrom (TSS, gelegentlich auch als »Tampon-Krankheit« bezeichnet) wird durch Bakteriengifte (Endotoxine) ausgelöst, wenn bestimmte Bakterien (Staphylococcus aureus, seltener Streptokokken) sich massiv im Körper vermehren. Da sich diese Bakterien von altem Blut ernähren, tritt das mit einem Fall pro Jahr auf 200 000 Einwohner seltene Syndrom zum Beispiel auf, wenn Tampons zu lange getragen werden. Aber auch Wunden, die schlecht heilen oder verschmutzt sind, können die schwere Erkrankung verursachen.

**Symptome:**
• Hohes Fieber über 39 °C
• Blutdruckabfall mit Schwindel oder Ohnmacht
• Hautausschlag, später folgen Abschälungen der Haut
• Muskelschmerzen
• Übelkeit und Durchfall
Unbehandelt können Nieren- und Leberschäden folgen und innere Organe versagen.

an Ort und Stelle lassen. Wird das Diaphragma während einer Blutung verwendet, zum Beispiel am Ende der Menstruation, sollte es nach maximal zwölf Stunden entfernt und gewaschen werden.

## DIE VERSCHIEDENEN MODELLE

Die ursprünglichen Diaphragmen gab es alle in mehreren Größen, die individuell angepasst wurden. Neben den Mehrgrößen-Diaphragmen, die in Fünf-Millimeter-Schritten von Größe 60 mm bis 90 mm angeboten wer-

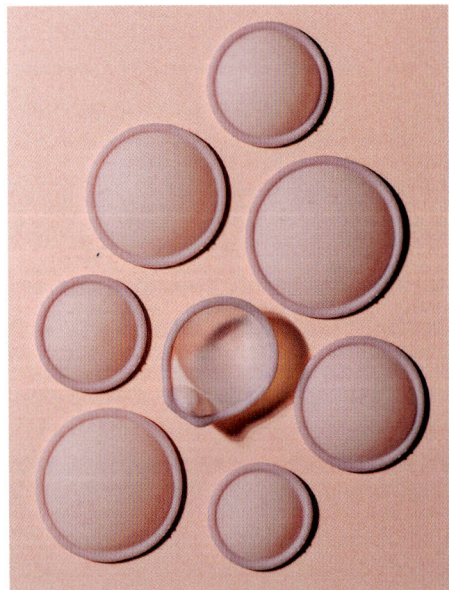

*Diaphragmen gibt es in unterschiedlichen Größen. Das Caya® (Mitte) passt ungefähr 85 Prozent aller Frauen.*

den (Milex®, Singa®), gibt es heute auch ein Modell in Einheitsgröße, das Caya®.

Das Caya® deckt die Spanne der am häufigsten benötigten Größen ab. Es passt ca. 85 Prozent aller Frauen, vor allem denjenigen, die ein Diaphragma zwischen Größe 65 und 80 benötigen. Durch die S-förmige Schwingung in der Feder kann es nicht von der Symphyse abklappen, auch wenn es für Frauen, die sonst ein Diaphragma von 80 mm bräuchten, etwas zu klein wäre. Da es vorne abgeflacht ist, kann es bei Frauen, die eher ein kleines Diaphragma wie ein 70er bräuchten, nicht auf die Harnröhre drücken. Der Sitz ist für Frauen am oberen Ende der Größenspanne lockerer als bei den Mehrgrößendiaphragmen. Idealerweise sollte auch bei einem Einheitsgrößen-Diaphragma wie dem Caya® eine Anpassung erfolgen und der Sitz sollte von einer Expertin überprüft werden.

### Das Mehrgrößendiaphragma

Das Caya® wurde entwickelt, um Frauen unabhängig von einer Anpassung durch Arzt oder Hebamme zu machen. Das ist vor allem in armen Ländern wichtig, in denen Frauen kaum Zugang zum öffentlichen Gesundheitssystem haben.

Über 20 Jahre Forschung und 200 Prototypen, die Frauen in drei Kontinenten und aus den verschiedensten Ländern getestet haben, gingen in die Entwicklung mit ein. Es wurde an Frauen getestet, die keine bis sieben Kinder hatten, sowie an sehr schlanken, normalgewichtigen und explizit auch an übergewichtigen und adipösen Frauen.

Und es gibt eine absolute Einmaligkeit in der Verhütungsforschung: Vom allerersten Prototyp an war es den Entwicklern sehr wichtig, dass die Frauen ein Mitspracherecht hatten. Es wurde immer wieder explizit gefragt, ob es bequem zu tragen ist, ob die Anwendung angenehm ist und ob es das ist, was Frauen sich unter einer Barrieremethode vorstellen.

## DIE PORTIOKAPPE

Neben den Diaphragmen gibt es als Nachfolger der alten und nicht mehr erhältlichen Portiokappen die FemCap®, die ebenfalls aus Silikon hergestellt wird. Diese Kappe gibt es in drei Größen 22 mm, 26 mm und 30 mm. Die FemCap® unterscheidet sich von ihren Vorgängerinnen in Bau und Sitz erheblich. Sie saugt sich nur bei wenigen Frauen mit einem leichten Vakuum am Muttermund fest und bleibt dadurch an Ort und Stelle. Bei anderen anatomischen Gegebenheiten muss die äußere Krempe die Kappe in dem hinteren Scheidengewölbe halten. Ist die Kappe zu klein, rutscht sie beim Sex vom Muttermund.

### Vorteile

Der Vorteil einer Portiokappe ist die Zulassung für eine Liegedauer von 48 Stunden und eine explizite Zulassung für mehrfachen Geschlechtsverkehr während der Liegedauer bis zu acht Stunden vor Ablauf der Liegezeit.

Im Idealfall saugt sich die Kappe am Muttermund fest und das Vakuum ist ein zusätzlicher Faktor, um Spermien draußen zu halten. Der Hersteller rät bei mehrfachem Verkehr ebenfalls zu zusätzlichem Gel. Nicht nur die Kuppel, die über den Muttermund gestülpt wird, wird mit Gel gefüllt, damit der Muttermund in saurem Milieu liegt, sondern schon beim Einsetzen wird auch außen Gel in die Randmulde gegeben. Wenn die Kappe außen und innen voll mit Gel ist, kann sie allerdings etwas glitschig werden, wodurch das Einsetzen manchmal erschwert wird. Daher verzichten manche Frauen beim Einsetzen auf das Gel in der äußeren Randmulde und legen bei Bedarf mit einem Applikator Gel nach.

### Nachteile

Das klingt erst einmal toll, allerdings hat die FemCap® einige kleine Probleme im Gepäck. Zum einen ist sie nicht so einfach einzusetzen und zu entfernen wie ein Diaphragma. Für Frauen mit sehr kurzen Fingern ist es manchmal fast unmöglich, sie komplett über den Muttermund zu schieben – und die Kappe muss präzise auf den Muttermund gesetzt werden, damit sie ihren Zweck erfüllt. Daneben stehen die Angaben zur Verhütungssicherheit auf eher wackeligen Füßen. Das Diaphragma ist eine sehr sichere und in der Vergangenheit gut beforschte Verhütungsmethode. Bei der FemCap® sieht das anders aus, die wissenschaftliche Datenlage ist mau. Es gibt wenige Studien, die entweder nur mit einer geringen Anzahl Frauen oder nur über einen kurzen Zeitraum durchgeführt wurden, um die Ergebnisse dann hochzurechnen. Es gab auch eine Zulassungsstudie aus den USA, bei der den Probandinnen erlaubt wurde, die »Pille danach« zu nehmen, wenn sie beim Entfernen nach dem Sex feststellten, dass die FemCap® nicht mehr an der richtigen Stelle saß.

Kurz und gut: Die Sicherheit der Methode bei durchschnittlichem Gebrauch scheint bei sieben bis neun Prozent Schwangerschaften pro Jahr zu liegen, bei Frauen, die mehrfach ge-

boren haben, gibt es Angaben zwischen 14 bis zu 20 Prozent ungeplanten Schwangerschaften pro Jahr.

## Unsere Praxiserfahrung mit der FemCap®

Meiner Praxiskollegin Stephanie Prestin und mir sind in den letzten Jahren bei unseren Patientinnen mehr Probleme mit den FemCaps® untergekommen als mit den Diaphragmen. Mit dem klassischen Mehrgrößen-Diaphragma und dem Caya® haben wir in unserer Praxis bislang wirklich nur Schwangerschaften gesehen, die durch Anwendungsfehler entstanden waren. Dagegen hatten wir mehrere Fälle von abgerutschten oder umgekippten FemCaps®, die fast immer mit einer Spirale beziehungsweise Kupferkette danach oder einer Pille danach endeten. Meist war den betroffenen Frauen am nächsten Tag beim Entfernen der FemCap® aufgefallen, dass sie nicht mehr an der korrekten Stelle saß.

## Worin liegen die Schwierigkeiten?

Unserer Meinung nach liegt ein Teil der im Vergleich zum Diaphragma schlechten Sicherheit der FemCap® auch an der problematischen Angabe des Herstellers, nach der Frauen sich die passende Größe nach Schema F selbst verordnen sollen. So empfiehlt die offizielle Gebrauchsanleitung allen Frauen, die noch nie schwanger waren, die Verwendung der kleinsten Größe. Für alle, die bereits schwanger waren, ihr Kind aber nicht vaginal

> **WICHTIG**
>
> Wie das Caya® wurde die FemCap® entwickelt für Frauen in Ländern, in denen der Zugang zu medizinischem Fachpersonal sehr schwierig und eine fachkundige Anpassung nicht möglich ist. Die FemCap® soll Frauen auch ohne einen Arztbesuch eine relativ sichere Verhütung ermöglichen – unabhängig vom Mann. Der Anspruch an Verhütungssicherheit, den wir in Westeuropa heute haben, ist ein anderer als in Ländern mit sehr reduziertem Gesundheitssystem, in denen Frauen kaum zum Gynäkologen gehen können, weil es sehr wenige Frauenärzte gibt oder weil ein Arztbesuch finanziell absolut unerschwinglich wäre.

geboren haben, also alle Zustände nach Kaiserschnitt, Fehlgeburt oder Abtreibung, ist die mittlere Größe vorgesehen, und Frauen, die vaginal ein Kind geboren haben, steht die dritte Größe zu Verfügung.

Da wir alle unsere ganz individuellen anatomischen Eigenheiten aufweisen, ist eine so starke Vereinfachung nicht besonders sinnvoll. Manche Frauen, die eine ganz normale Geburt hatten, haben danach wieder einen zierlichen Muttermund, dem wir nicht ansehen können, dass dort ein fast vier Kilo schwerer Brummer herausgeschlüpft ist. Und andere Frauen, die noch nie schwanger waren, haben von Pubertät an einen sehr großen Muttermund. Faustregeln können sehr weit danebenliegen und gerade beim Thema sichere Verhütung sollten wir uns nicht auf solche Vereinfachungen verlassen.

## Warum funktioniert dieses simple Drei-Größen-Schema nicht?

Zum einen muss die FemCap® sicher den Muttermund bedecken, das heißt groß genug sein, um sich darüberzustülpen. Aber auch wenn der Muttermund zierlich ist, kann eine kleine Kappe abrutschen, wenn die Vagina hinten sehr weit ist. Die FemCap® saugt sich nur bei glattem, sehr rundem und exakt passendem Muttermund mit einem starken Vakuum über diesem fest. Ist kein starkes Festsaugen möglich, benötigt die Kappe zusätzlich ihre Krempe, um sich im hinteren Scheidengewölbe abzustützen und nicht ab-

zukippen. Ich vertrete aus der Erfahrung heraus die Ansicht, dass die größte FemCap®, die nicht drückt und nicht zu spüren ist, die Richtige ist. Das kann dann auch bei einer jungen Frau, die noch nicht schwanger war, durchaus mal eine 30-mm-Kappe sein. Seitdem wir Frauen nicht nur die Handhabung zeigen, sondern nach diesem Prinzip anpassen, habe ich auch keine Patientin mit einem Abrutscher mehr gehabt.

Auch bei der Kappe empfehlen wir eine professionelle Anpassung, um eine bestmögliche Sicherheit zu gewährleisten.

## »Tussi-Diaphragma« und Bonbon-Kappe

Wir werden immer wieder gefragt, wo denn das Rosa-Glitzer-Diaphragma bezogen werden kann. Das Milex® sei so hässlich, die Farbe würde an Omas Mieder erinnern. Es gibt tatsächlich noch ein Diaphragma: das Semina®, in den gleichen Größen wie die anderen Mehrgrößen-Diaphragmen, aber aus durchsichtigem rosa Silikon mit leichtem Glitzereffekt. Es wird in Brasilien hergestellt, aber die Firma darf es aufgrund der fehlenden CE-Zer-

> **TIPP**
>
> Auch wenn die Kappe laut Zulassung zwei Tage liegen bleiben kann: Einmal Nachtasten am nächsten Morgen, ob sie noch korrekt sitzt, schadet nicht.

tifizierung (eine Art TÜV-Siegel für Medizin-produkte) nicht nach Europa einführen. Auch in Tschechien gibt es mit dem BeaCap® eine Portiokappe aus medizinischem Silikon in hübschen Pastellfarben, für die es bislang keine europäische CE-Zulassung als Verhütungsmittel gibt.

Es gibt Frauen, denen die Optik ihres Verhütungsmittels sehr wichtig ist; ihnen sage ich: Da weder Muttermund noch Eichel sehen können, ist es recht egal, welche Farbe das Diaphragma hat. Die Hauptsache ist meiner Meinung nach, dass das Modell passt!

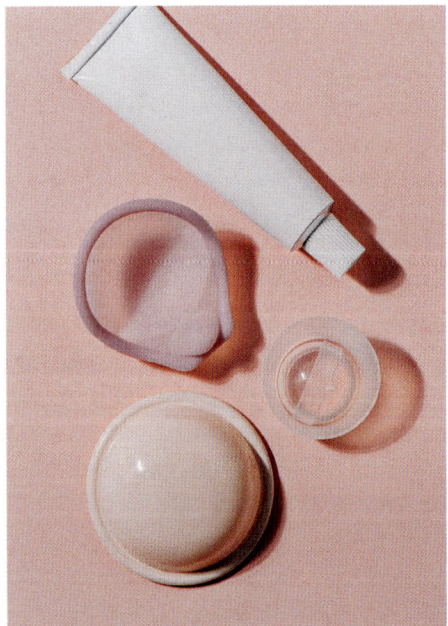

*Egal ob Caya®, FemCap® oder Diaphragma: Nur mit Gel lässt sich sicher verhüten.*

## DAS DIAPHRAGMAGEL

Ein Diaphragma ohne Gel ist nur die Hälfte der Verhütungsmethode, schließlich ist es nicht konzipiert, um den Muttermund hermetisch zu versiegeln. Stattdessen ist es wie eine Badewanne, die die Zervix in einer Pfütze aus spermienhemmendem Gel badet und das Gel an Ort und Stelle hält. Diaphragma und Gel wirken nur gemeinsam. Die Idee, vor dem Geschlechtsverkehr einfach nur ein bisschen Gel an den Scheideneingang zu geben, ist keine sichere Verhütung, denn der Penis würde das Gel vom Muttermund wegschieben und dort, wo es gebraucht wird, keine ausreichende Konzentration zulassen.

Heutige Gele setzen auf eine Doppelwirkung: Zum einen schaffen sie durch den Einsatz von Milchsäure einen sauren pH-Wert, der die Beweglichkeit der Spermien hemmt. Zum anderen trägt die zähe Konsistenz des Gels dazu bei, dass die Samenzellen sich nicht fortbewegen können. Die Spermien werden so zusätzlich gebremst, bis die Säure ihre Wirkung entfaltet hat. Versucht ein Spermium sich unter das Diaphragma zu schlängeln, wird es durch das Gel ausgebremst und unbeweglich gemacht. Die Verhütungssicherheit moderner Gele ist ebenso gut wie die der früheren, reizenden Gele.

Gelegentlich kommt es bei der Verwendung von Diaphragmagelen dennoch zu einem Brennen und Wärmegefühl. Das liegt in der Regel daran, dass einzelne Frauen den verwendeten Konservierungsstoff nicht vertragen. Der Hersteller eines Medizinprodukts muss eine Mindesthaltbarkeit garantieren und nachweisen, dass das Gel in diesem Zeitraum auch nach Anbruch nicht verkeimt. Daher sind in den Gelen kleine Mengen an Sorbinsäuresalzen enthalten, um auch nach Anbruch eine Haltbarkeit von mindestens drei Monaten zu gewährleisten.

In kleineren Chargen individuell in der Apotheke hergestellte Gele wie das Zitronensäuregel, müssen keine Konservierungsstoffe enthalten. Sie werden nicht als Medizinprodukt zugelassen, sondern gelten als Individualrezeptur, die Haltbarkeit nach Herstellung ist allerdings begrenzt.

## Mindestens haltbar bis …

Insgesamt ist ein Diaphragma im Vergleich zur Pille ein eher günstiges Verhütungsmittel. Das Diaphragma hält mindestens zwei Jahre, oft sogar länger, die Creme ist nach Anbruch mindestens drei Monate haltbar.

Was heißt das praktisch? Wenn das Gel einige Tage »drüber ist« (bezogen auf das Haltbarkeitsdatum nach Anbruch), ist es nicht sofort schlecht. »Mindestens haltbar bis …« bedeutet nur, dass der Anbieter eine Garantie übernimmt, dass in dieser Zeit keine Keime in der Verpackung wachsen.

Es wird gelegentlich von Frauen bemängelt, dass die heutigen Gele nur so kurz haltbar sind und sie eine halb verbrauchte Tube weggeworfen haben. Nun, die Haltbarkeit der früheren aggressiven Nonoxinol-9-Gele war

tatsächlich etwa viermal so lang. Es kam zwar zu keiner Verkeimung in der Tube, aber die Milchsäurebakterien in der Vagina hatten bei regelmäßiger Anwendung auch nicht viel zu lachen. Und »MHD« (Mindesthaltbarkeitsdatum) heißt nur, dass die Anwendung über das Datum hinaus auf eigenes Risiko geschieht. Ich esse Joghurt (der genau genommen sauer gewordene Milch ist), wenn er unauffällig aussieht und riecht, auch noch zwei bis drei Tage jenseits des Mindesthaltbarkeitsdatums. Das gilt auch für andere Lebensmittel, bei denen ich das für mich vertreten kann. Aber ich habe eine Freundin, deren Lieblingssatz beim Blick in den Kühlschrank lautet »Und seit wann ist das schon schlecht?«. Die Betonung liegt auf »DAS« mit angeekelt hochgezogenen Augenbrauen. Diese Dame würde nicht mal über den Joghurt nachdenken, selbst am Tag des MHD!

## MHD ganz praktisch

Langer Rede kurzer Sinn: Keiner verbietet Ihnen, das Gel aufzubrauchen, wenn die Haltbarkeit überschritten ist. Natürlich sollte gesunder Menschenverstand walten. Ein Jahr keinen Partner gehabt, und jetzt soll es der Rest der alten Tube bringen und sauber sein …? Ich weiß nicht so recht. Aber wenn die drei Monate gerade eben um sind, in der Tube noch für ein paar Anwendungen Gel enthalten ist und das Gel so riecht, aussieht und schmeckt wie immer, dann ist meiner Ansicht nach das Risiko eher gering, sich eine

Reizung der Scheidenwände oder einen Infekt zuzuziehen. Entscheiden Sie selbst!

Ihr Diaphragma sollten Sie ebenfalls regelmäßig auf Materialermüdung untersuchen, zum Beispiel, wenn Sie es sanft und gründlich reinigen. Es verbietet einem niemand, das Teil etwas länger als die zwei Jahre zu nutzen, vor allem, wenn es mangels Bettgefährten in langen Ruhepausen trocken, sauber, lichtgeschützt und bei normaler Raumtemperatur gelagert wurde. Nur: Der Hersteller ist nicht mehr zu belangen, wenn es doch zu Zeichen der Materialermüdung kommen sollte.

## AUSWIRKUNGEN AUF DAS SEXUALLEBEN

Überwiegend wirkt sich die mechanische Verhütung mit einem Diaphragma sehr positiv

### CHECK AUF MATERIALERMÜDUNG

Halten Sie das abgetrocknete Diaphragma nach der Reinigung gegen das Licht und prüfen Sie nach, ob die Silikonmembran an einigen Stellen dünner wird oder irgendwo ein kleines Loch zu sehen ist. Am häufigsten passiert das am Übergang vom Federring zur Kuppel. Sobald das Licht irgendwo stärker durchschimmert, brauchen Sie ein neues Diaphragma.

auf das Liebesleben der Anwenderinnen aus. In einer Umfrage bei Caya®-Nutzerinnen, die 2015 in »Frauenarzt«, dem Magazin des Berufsverbandes der niedergelassenen Frauenärzte, veröffentlicht wurde, gaben nur 7,7 Prozent der Frauen an, sie würden eine Verschlechterung ihres Sexuallebens empfinden. Als Hauptgrund wurde angegeben, dass die Unterbrechung des Vorspiels durch das Einsetzen als störend empfunden wurde. Aber fast 35 Prozent gaben an, dass sich ihr Sexualleben verbessert habe und sie entspannter wären. Gerade Frauen, die zuvor mit der Pille verhütet hatten, nahmen häufig eine deutliche Zunahme ihrer Libido wahr. Die übrigen Frauen, mit immerhin knapp 58 Prozent mehr als die Hälfte, vermeldeten keinerlei Änderung in dem, wie sie ihr Sexualleben empfanden. Auf die Frage, wie der Partner das Verhüten mit dem Diaphragma empfinde, antworteten 39 Prozent der befragten Frauen, ihr Partner würde davon eigentlich gar nichts mitbekommen. Fazit: Das Caya® stört meistens nicht.

Wenn eine Patientin berichtet, dass sie die Unterbrechung des Vorspiels durch das Einsetzen des Diaphragmas als störend empfindet, frage ich immer nach, wer sich konkret gestört fühlt. Ist es der Mann? Wünscht er sich vielleicht ein Kind? Oder möchte er es sich einfach so bequem und ungestört wie möglich machen und mit der Verantwortung für die Verhütung nichts zu tun haben? Solche Fälle gibt es, aber über die Beziehungstauglichkeit der betreffenden Herren sage ich jetzt mal nichts.

Es gibt auch Männer, die die Verhütung mit dem Diaphragma sehr gut finden, sich überhaupt sehr partnerschaftlich in das Thema Familienplanung einbringen und ihre Liebste so gut wie möglich unterstützen. Ich habe schon einige Paare erlebt, bei denen er nach einer Weile das Einsetzen und/oder das Nachtasten übernimmt, wenn es im Vorspiel für beide so weit ist. Da ein Caya® beziehungsweise Diaphragma einen Teil des Harnröhrenschwellgewebes, das zum Klitorisorgan gehört, abdeckt, möchten Frauen, die sensibel auf Stimulationen der vorderen Scheidenwand reagieren (G-Zone), das Diaphragma ungern schon vor dem Vorspiel einsetzen.

Manche Männer spüren das Diaphragma beim Sex, fühlen sich davon aber nicht gestört. Im Gegenteil: So mancher ist froh, dass Verhütung passiert. Manche Männer spüren den hinteren Rand des Diaphragmas bei bestimmten Stellungen, zum Beispiel, wenn die Frau oben sitzt. Dann stellt sich die Frage: Ist das immer so oder nur in bestimmten Zyklusphasen, je nachdem, wo der Muttermund gerade steht? Und dann kommt es auch vor, dass Männer das Diaphragma oder die Kappe spüren und dies als Extrastimulation empfinden. Nur weil ein Mann sagt, er spürt das Diaphragma, ist es kein Grund, sofort die Verhütung zu wechseln. Es ist vielmehr ein Grund, offen darüber zu reden. Ist es wirklich störend oder nur ungewohnt?

Manche Frauen fragen mich auch, ist das nicht peinlich, das Dia vor dem Mann einzusetzen, oder ihn sogar darum zu bitten? Ist es peinlich, wenn der Partner ein Kondom überrollt? Und legen da viele Frauen nicht auch mit Hand an? Ich habe persönlich noch keinen Mann erlebt, der irgendwann aus dem Bett hopste mit den Worten: »Ich geh mal kurz ins Bad, ein Kondom überziehen«.

Nun, die Variante, das Diaphragma vorher im Bad in Ruhe einzusetzen, ist natürlich auch in Ordnung. Es kommt immer darauf an, was sich gut anfühlt, in erster Linie für die Frau, aber auch in der Beziehung. Ist das Diaphragma noch neu, kann es stressfreier sein, das Teil ganz in Ruhe am Rand der Badewanne einzusetzen und nicht im Hinterkopf Druck zu verspüren, weil unmittelbar daneben schon jemand mit einer Erektion liegt.

Egal, was sich für mich richtig anfühlt, einer der ganz großen Vorteile des Diaphragmas ist eben, dass es Verhütung und Sexualität nicht voneinander trennt. Ich kann und darf mich damit stärker mit meinem Körper und meiner Sexualität beschäftigen. Und wenn eine der Varianten – einsetzen, bevor das Vorspiel beginnt, oder mitten im Vorspiel einsetzen (gern mithilfe des Mannes) – nicht mehr passt, dann kann ich es einfach ändern. Ich habe ja die Wahl, es bereits bis zu zwei Stunden vor dem Sex einzusetzen oder auch erst Sekunden, bevor der Penis die Scheide betritt. Aber in diesem Fall bitte das Nachtasten nicht vergessen!

# WELCHES DIAPHRAGMA IST DAS RICHTIGE?

Das ermittelt im Idealfall eine Anpassung, ohne Untersuchung ist das schlecht zu sagen.

## Wie verläuft eine Anpassung?

Die Vorgehensweisen sind sehr unterschiedlich, sowohl von der aufgewendeten Zeit her als auch von der Menge der Informationen, die die Frauen dabei bekommen. Aber grundsätzlich läuft es so: Nach mehr oder weniger ausführlichen Informationen zur Methode wird durch eine vaginale Untersuchung und Einsetzen verschiedener Modelle das Diaphragma oder die Kappe bestimmt, die am besten passt. Im Anschluss sollte die Frau die Möglichkeit erhalten, das Einführen und Entfernen unter Anleitung zu üben. Dabei tastet die Anpasserin nach jedem Einsetzen nach, ob der Sitz auch korrekt ist.

Falls Zweifel bestehen, ob das Diaphragma die richtige Größe hat (Faustregel: die größte Größe, die bei korrekter Lage auch nach acht Stunden nicht drückt und nicht zu spüren ist), kann bei vielen Anpassstellen ein Diaphragma gegen Pfand auch ausgeliehen werden, um damit einen Tag herumzulaufen.

Ein zweiter Termin sollte auf Wunsch möglich sein, falls Fragen oder Unsicherheiten auftreten oder die Größe noch einmal überprüft werden muss. Wir empfehlen unseren Patientinnen in der Praxis immer, nach zwei bis vier Wochen mit eingesetztem Diaphragma zu erscheinen, damit wir noch einmal den Sitz

überprüfen können. Viele Frauen kommen aber zügig auch allein gut klar und brauchen keinen zweiten Termin.

Eine Anpassung sollte immer mit echten Diaphragmen erfolgen, dafür gibt es bei den entsprechenden Anbietern extra Anpasssets mit Diaphragmen mit minimalen Produktionsfehlern. In diese Diaphragmen sind kleine Löcher gestanzt, damit sie nicht versehentlich für die reale Verhütung verwendet werden. Das führt bei uns in der Praxis häufig zu Verwirrung: »Nein, das Diaphragma, mit dem Sie später verhüten, hat natürlich kein Loch.«

## Wo finde ich eine Anpassstelle?

Örtlich ist das Angebot zur Anpassung und gegebenenfalls einem Training mit Diaphragmen sehr unterschiedlich. Es gibt auch kein zentrales Verzeichnis für Anpassungsstellen in Deutschland, Österreich oder der Schweiz. Mögliche Anlaufstellen sind:

- Frauenärzte
- ProFamilia
- Familienplanungszentren
- Feministische Frauen-Gesundheitszentren (FFGZ / FGZ)
- Hebammen

Fragen Sie nach, ob Ihre Ärztin Diaphragmaanpassungen macht und wie der Ablauf in der Praxis ist. Einige Kolleginnen machen gerne Diaphragmaanpassungen, weil sie diese Verhütung unterstützen möchten, andere haben wenig Ahnung und Interesse daran und lehnen diese Verhütungsmethode schlichtweg ab. Hinter der Aussage »Das ist eine völlig unsichere Verhütungsmethode aus Omas Zeiten!« verbirgt sich manchmal auch Unwissen über die Entwicklung, die die Diaphragmen in den letzten zehn Jahren genommen haben. Manchmal lohnt es sich, bei zwei oder drei verschiedenen Praxen vor Ort nachzufragen oder bei der nächstgelegenen ProFamilia-Beratungsstelle anzurufen, ob dort eine Anpassung möglich ist.

Es gibt unter anderem bei Facebook Gruppen zu Verhütungsthemen, in denen Frauen sich vernetzen und Listen über Anpassungsstellen führen (siehe Seite 121). Bei uns in der Praxis bieten die Hebammen eine Anpassung und Training an. Je nach Körperwissen dauert der Termin etwa 15 bis 90 Minuten.

## Wie hoch sind die Kosten?

Die Höhe der Anpassungskosten ist von Stelle zu Stelle sehr, sehr unterschiedlich. Von verschiedenen ProFamilia-Stellen höre ich Zahlen zwischen 20 und 60 €, teilweise auch mehr. Ärzte stellen zwischen 20 € und 120 € für Anpassung und bei Bedarf für Training als iGeL-Leistung (individuelle Gesundheitsleistung) in Rechnung. Familienplanungszentren geben für Jugendliche unter 18 teilweise kostenfreie Beratungen und Anpassungen.

## Wie halten wir es mit der Anpassung in meiner Praxis?

Wir haben bei uns in der Praxis in Kiel verschiedene Angebote, je nachdem, ob eine Frau nur eine Überprüfung der Größe und des Modells benötigt oder ob sie darüber hinaus auch Zeit zum Üben braucht und viele Fragen hat. Es gibt Termine bei unseren Hebammen, bei denen neben der reinen Anpassung bei Bedarf auch viel Zeit zum Üben vorgesehen ist. Oder es gibt im Rahmen einer Krebsfrüherkennung oder anderen Untersuchung einen einfachen Größen- und Modellcheck bei der Ärztin. Zum Beispiel kontrollieren wir oft bei der Nachuntersuchung acht Wochen nach einer Geburt, ob die Größe, die vor der Schwangerschaft richtig war, immer noch passt. Viel Hintergrundinformation wird nicht individuell, sondern über einen Online-Kurs, den wir in der Praxis gedreht haben, vermittelt. Im Idealfall sehen unsere Patientinnen den Kurs vor der Anpassung an, so bleiben meist nur wenige Fragen übrig. Dieses Modell funktioniert für alle recht gut und die Patientinnen müssen uns nur für die Zeit bezahlen, die sie uns wirklich brauchen. Sie finden Teile dieses Online-Kurses auf unserer Praxishomepage (siehe Seite 123).

## Woher weiß ich, ob mir ein Caya® passt?

Der eigene Frauenarzt bietet es nicht an, die nächste ProFamilia-Stelle ist mehr als 50 km weit entfernt, die nächste Großstadt mit einem feministischen Frauen-Gesundheitszentrum (FFGZ) oder einem Familienplanungszentrum (FPZ) noch viel weiter. Warum nicht einfach mit einem Einheitsgrößendiaphragma

## WARUM GIBT ES KEINE KOSTENÜBERNAHME?

Verhütung ist nach dem V. Sozialgesetzbuch eine Eigenleistung. Das klingt nicht nett, aber in Deutschland ist es, im Gegensatz zu einigen anderen europäischen Ländern, vorgesehen, dass ab dem 20. Lebensjahr alle Kosten rund um die Verhütung von Frauen selbst getragen werden müssen. Eine sehr kurze Verhütungsberatung beim Arzt ist zwar in unserem System vorgesehen, in der zum Beispiel abgefragt wird, ob es Gegenanzeigen gegen die Einnahme einer

Pille gibt. Maßnahmen wie das Einlegen einer Spirale oder das Anpassen eines Diaphragmas sind in der Beratungsziffer nicht enthalten. Bis zum 18. Lebensjahr übernehmen die gesetzlichen Krankenkassen zwar Verhütungsmittel, das bezieht sich aber nur auf verschreibungspflichtige Verhütung wie die »Pille«. Da für ein Diaphragma und das dazugehörige Gel kein Rezept nötig ist, kann es auch bei Jugendlichen nicht erstattet werden.

---

auf eigene Faust beginnen? Die bekommt frau schließlich in jeder Apotheke und im Internet sowieso.

Ja, grundsätzlich können Sie zum Beispiel das Caya® auch ohne individuelle Anpassung verwenden. Bedenken Sie nur, dass die optimale Verhütungssicherheit nur mit einer fachkundigen Anpassung gewährleistet ist. Ohne großartige Instruktion und Anpassung sind in Studien mit dem Caya® und dem dazugehörigen Gel Schwangerschaftsraten von etwa 9,6 Prozent festgestellt worden.

Diese Studien wurden allerdings in Entwicklungsländern durchgeführt. Sowohl das Körperwissen als auch der Bildungsstand der teilnehmenden Frauen war sehr unterschiedlich. Wie sicher es theoretisch ist, wenn Sie sich so viel wie möglich informieren und das Gefühl haben, nach den unten angegebenen Kriterien sitzt das Caya® gut, kann ich Ihnen nicht sagen. Benötigen Sie eine möglichst

hohe Sicherheit, gilt auch hier: An den hochfruchtbaren Tagen bitte zusätzlich zum Diaphragma ein Kondom benutzen.

## Faustregel

Der Test, ob das Caya® passt, ist einfach: Muttermund tasten, Caya® einsetzen, vorderen Rand hinter die Symphyse schieben, überprüfen, ob es den Muttermund komplett bedeckt und damit eine Weile herumlaufen, sich bewegen, nachspüren. Wenn es drückt, ist es zu groß. Wenn nicht, mit weit gespreizten Beinen in die Hocke gehen und drücken wie zum Stuhlgang (der Darm sollte natürlich nicht voll sein, aber vom Prinzip her bitte an fiese Verstopfung denken …). Wenn das Caya® dabei aus der Scheide rutscht, ist es eindeutig zu klein.

Wenn das Caya® bei korrektem Sitz (das heißt, der Muttermund ist komplett bedeckt und der vordere Rand ist hinter der Symphyse hochgeschoben) drückt, dann ist es zu groß. Wenn es zu klein ist, rutscht es, wenn es Richtung Scheidenausgang geschoben wird, vom Muttermund ab. Das ist der Fall, wenn sich das Caya® in der Längsachse der Vagina mehr als 3 cm verschieben lässt. Daher bitte das Caya® nach dem Einsetzen ganz nach vorne hinter die Symphyse ziehen und dann noch mal nach dem Muttermund tasten. Ist er wirklich ganz bedeckt? Prima. Liegt der Muttermund teilweise oder sogar ganz frei? Nicht gut. Falls Sie sich in die eine oder andere Richtung nicht ganz sicher sein sollten, suchen Sie bitte professionelle Hilfe, bevor die Verhütung angewendet wird. Eventuell war der Kauf ohne Anpassung dann eine Fehlinvestition.

## DAS DIAPHRAGMA ANWENDEN

Ein Diaphragma einzusetzen ist für die meisten Frauen entweder in der Hocke oder im Stehen mit einem Bein auf dem Badewannenrand oder einem Stuhl am einfachsten. In Rückenlage auf dem Bett, wie ein Maikäfer auf dem Rücken, können viele Frauen nicht nur schlecht ein Kind gebären, sondern auch schlecht ein Diaphragma einsetzen. Vor dem Einsetzen empfiehlt es sich, die Hände zu waschen und zunächst nach dem Muttermund zu tasten. Je nach Zyklusphase und auch Darmfüllung verändert sich die Position des Muttermunds. Die Konsistenz verändert sich

auch. Ist nach der Menstruation und am Ende des Zyklus der Muttermund eher fest, wie der Knorpel der Nasenspitze, so lockert das Gewebe des Muttermunds um den Eisprung herum auf. Das kleine Grübchen in der Mitte, der Eingang, den wir den Samenzellen verwehren wollen, ist mittzyklisch weiter geöffnet und zieht sich nach dem Eisprung wieder zusammen. Wer mit Diaphragma und NFP verhütet, nutzt die Gelegenheit gleich, um den Muttermund und auch den Schleim zu bewerten und aufzuzeichnen.

Das Tasten des Muttermunds vor dem Einsetzen ist deshalb wichtig, da es gerade Frauen mit etwas flacherem Muttermund manchmal in den ersten Wochen und Monaten mit dem Diaphragma schwerfällt, den Muttermund hinter der Membran zu tasten. Wenn schon klar ist, wo der Muttermund heute gerade sitzt, macht das das Nachtasten am Ende deutlich einfacher.

### Wie einsetzen?

Drücken Sie das Diaphragma zum Einsetzen leicht zusammen, sodass es oval ist. Beim Caya® geben die Griffnoppen den Platz zum Anfassen und Drücken vor, bei den runden Diaphragmen ist es egal, wo wir auf dem Rand drücken. Es bilden sich Längsfalten in der Kuppel des Diaphragmas. Auf der Innenseite werden diese Längsfalten mit dem Gel gefüllt, einen knappen Teelöffel voll oder zwei Streifen in die Falten, die sich bilden. Der Rand kann noch mit dem Gel bestrichen werden, dann gleitet es beim Einsetzen besser in die Vagina, aber das muss nicht notwendigerweise sein, es verbessert den Verhütungsschutz nicht.

Dann mit der freien Hand die Venuslippen spreizen und das Diaphragma in die Scheide schieben, am besten in einer kleinen Bogenbewegung. Der hintere Rand des Diaphragmas, der zuerst eingeführt wird, sollte in Richtung unteres Kreuzbein geschoben werden. Das ist das Ende des Diaphragmas, das hinter dem Muttermund zu liegen kommt. Wer nicht genau weiß, wie die Anatomie des unteren Rückens beschaffen ist: So zielen, dass das Diaphragma etwas oberhalb der Porinne herauskommen würde, wären da nicht zahlreiche Gewebsschichten davor. Warum diese Bogenbewegung? Damit verringere ich die Gefahr, dass sich das Diaphragma vor dem Muttermund quer auffaltet. Steht der Muttermund sehr tief, bei einigen Frauen ist dies

kurz nach der Menstruation der Fall, hilft es häufig, das Diaphragma um 90° gedreht einzuführen, quasi den hinteren Rand seitlich am Muttermund vorbeizuschieben und durch eine Drehung in die Längsachse und die Bogenbewegung den Muttermund regelrecht »aufzusammeln«.

Wenn das Diaphragma komplett in der Scheide liegt, müssen Sie es so weit wie möglich nach oben hinten schieben und zum Schluss den vorderen Rand hinter dem Venusknochen (Symphyse) nach oben in Richtung Nabel befördern. Nachtasten. Ist der Muttermund komplett bedeckt? Super, dann kann der Spaß mit dem Liebsten beginnen.

In den ersten zwei bis vier Wochen raten wir unseren Patientinnen immer dazu, sicherheitshalber parallel ein Kondom zu verwenden, bis sich die Handhabung und Platzierung des Diaphragmas komplett natürlich und sicher anfühlt.

*Das Caya® lässt sich durch die Griffmulde (1) leicht entfernen. Die Wölbung (2) wird mit Gel gefüllt. Die Silikonmembran (3) liegt über dem Muttermund.*

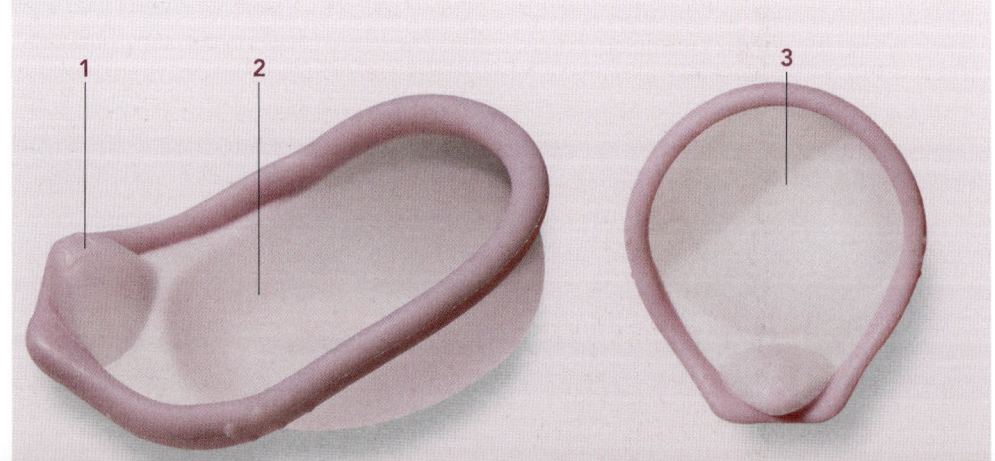

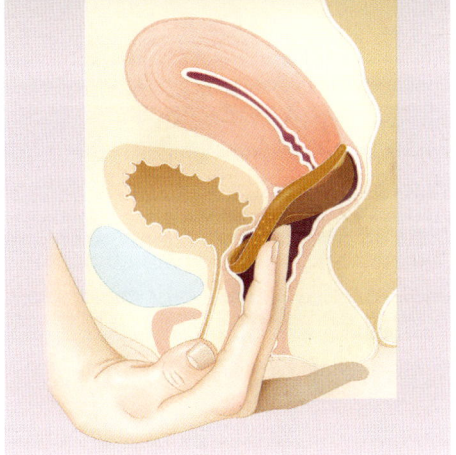

*Tasten Sie an der Membran entlang, bis Sie sicher sind, dass der Muttermund bedeckt ist.*

## Das Nachtasten muss sein!

Zur sicheren Verhütung mit dem Diaphragma gehört unbedingt das Nachtasten. Ich hatte vor Kurzem eine Patientin, die gut ein halbes Jahr nach der Anpassung und Einweisung fröhlich zur Früherkennung kam und sagte: »Ich bin immer super klargekommen mit dem Diaphragma, aber jetzt möchte ich doch mal einen Check, ich habe es gerade drin.« Prima, dachte ich, und war dann doch sehr erstaunt, dass das Diaphragma bei ihr quer VOR dem Muttermund saß, sie aber keinerlei Druckgefühl verspürte. Auf Nachfrage meinte sie nur: Nachtasten? Das habe sie nie gemacht, das Diaphragma habe sich so leicht platzieren lassen, dass sie davon ausgegangen sei, es säße richtig. Leider ist diese Patientin aktuell wegen eines sehr suboptimalen Spermiogramms ihres Mannes öfter Gast in einer Kinderwunschklinik als bei uns in der Praxis. Damit hatten wir im Nachhinein die

Erklärung, warum sie trotz falsch sitzendem Diaphragma nicht schwanger wurde.

## DAS DIAPHRAGMA ENTFERNEN

8 bis 24 Stunden nach dem Verkehr können Sie das Diaphragma wieder entfernen. Nach sechs Stunden sollten alle Spermien abgestorben sein, die zwei zusätzlichen Stunden sind ein Sicherheitszuschlag. Die Hersteller des Caya® geben nur noch sechs Stunden minimale Verbleibedauer an. Nach spätestens 24 Stunden sollte ein Diaphragma entfernt werden, damit es nicht zum Sekretstau kommt. Für die Kappen wird eine Tragedauer bis 48 Stunden angegeben.

### METHODE EINS

Die erste Variante besteht darin, mit dem Zeigefinger den vorderen Rand des Diaphragmas zu ertasten, den Finger zwischen Diaphragma und vordere Scheidenwand zu schieben und hinter die Feder des Diaphragmas zu fassen (jetzt liegt die Fingerspitze im Diaphragma drinnen, dort, wo sich auch das Gel befindet. Danach mit einer leichten Drehbewegung nach unten aus der Scheide ziehen. Ich selbst fand diese Variante immer am einfachsten und angenehmsten.

### METHODE ZWEI

Bei der zweiten Variante wird der vordere Rand getastet und von der Außenseite des

Diaphragmas her (dort, wo Muttermund und Gel nicht liegen) hinter die Feder gefasst. Das Caya® hat an dieser Stelle die Rückholmulde, was das Entfernen mit dieser Methode sehr einfach macht. Danach das Diaphragma entlang der vorderen Scheidenwand gerade aus der Vagina herausziehen.

## Hygiene und Pflege

Warmes Wasser und Seife reichen nach dem Herausnehmen zum Reinigen völlig aus. Das Diaphragma sollte nach dem Entfernen sofort abgespült werden. Reste von Muttermundsekret und Spermien, die antrocknen, sind später oft schlechter zu entfernen. Eiweißhaltige Anhaftungen können Bakterienbrutherde sein. Das Diaphragma wird mit Wasser und Seife gut eingeschäumt, dabei ist es wichtig, gerade beim Milex® auch unter den Rand der Membran zu gehen. Anschließend mit reichlich Wasser nachspülen, damit keine Seifenreste, die die Vagina reizen, auf dem Dia-

phragma zurückbleiben. Zum Schluss gut abtrocknen und in der offenen Dose die Restfeuchtigkeit gut trocknen lassen. Ist eine offene Trocknung nicht möglich, kann das Diaphragma mit pflanzlicher Speisestärke, zum Beispiel mit Kartoffelstärke, eingepudert werden, die die Feuchtigkeit bindet. Da Bakterien Wasser zum Überleben und Vermehren brauchen, ist Trockenheit in der geschlossenen Dose wichtig. Vor der nächsten Verwendung die Stärke abspülen. Da die Döderlein'schen Milchsäurebakterien von Stärke leben, vor allem von Glykogen, das aus absterbenden Scheidenzellen freigesetzt wird, ist pflanzliche Stärke kein Problem.

Bitte niemals mineralische Puder zur Trocknung des Diaphragmas verwenden! Talkum kann asbestbelastet sein und selbst einzelne Astbestfasern, die über den Muttermund in die Gebärmutter und ins kleine Becken gelangen, können Eierstockkrebs und Bauchfellkrebs auslösen!

*Zum Herausziehen von innen in den Rand greifen.*

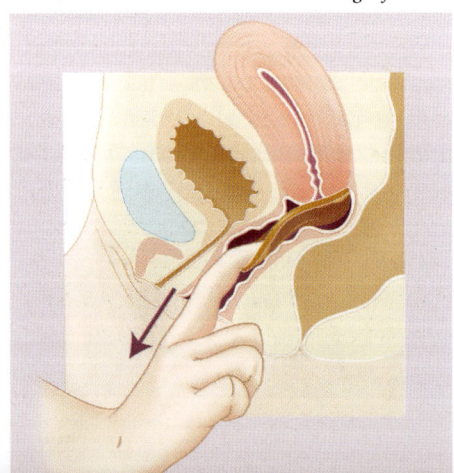

*Am Außenrand oder an der Griffmulde herausziehen.*

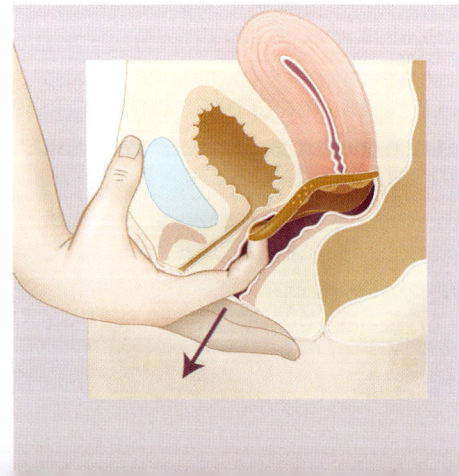

# BARRIEREMETHODEN AUF EINEN BLICK

*Damit bei der Verhütung mit Diaphragma oder Portiokappe nichts schiefgeht, finden Sie hier noch mal die wichtigsten Basics zur sicheren Anwendung als Übersicht.*

## EINFÜHREN VOR DEM SEX

**Diaphragma / Caya®**: zwischen zwei Stunden und einer Sekunde vor dem ersten Eintreten des Penis in die Vagina. Nachtasten!
**FemCap®**: zwischen 40 Stunden und einer Sekunde vor dem ersten Eintreten des Penis in die Vagina. Das Nachtasten nicht vergessen!

## ENTFERNEN NACH DEM SAMENERGUSS

Frühestens:
**Diaphragma / Caya®**: acht Stunden nach dem (letzten) Samenerguss in die Scheide.
**FemCap®**: acht Stunden nach dem (letzten) Samenerguss in die Scheide.
Spätestens:
**Diaphragma / Caya®**: 24 Stunden (bei einer vaginalen Blutung nur zwölf Stunden) nach dem Einsetzen.
**FemCap®**: 48 Stunden (zwölf Stunden bei vaginaler Blutung) nach dem Einsetzen.

## WEITERER SEX?

Ja, gerne. Aber dabei das Diaphragma **nie** innerhalb der ersten acht (sechs laut Caya®-Hersteller) Stunden entfernen. Entweder für die zweite Runde ein Kondom verwenden oder weiteres Gel mittels eines Applikators in die Scheide einführen.

## WAS IST NOCH WICHTIG?

Nutzen Sie die Barriere **immer** mit Gel. Nach dem Einsetzen **grundsätzlich immer** einmal nachtasten, ob der Muttermund wirklich vollständig bedeckt ist. Egal, wie eilig es Ihnen und Ihrer Lust ist, egal, wie spät es ist oder wie viel Alkohol Sie intus haben!

## EXTRA GLEITMITTEL GEFÄLLIG?

Ja, bitte, aber nur auf Wasserbasis, um die Verhütungssicherheit nicht zu beeinträchtigen. Gleitgele auf Silikonbasis führen dazu, dass sich das medizinische Silikon von Diaphragma oder Kappe auflöst. Siehe Seite 70.

## DOPPELTE VERHÜTUNG?

Ja, gerne! Diaphragma/Kappe und Kondom vertragen sich bestens. Bei einer neuen Beziehung ist dieses Vorgehen ohnehin zum Infektionsschutz ideal. Bietet sich aber auch an, wenn Sie in den fruchtbaren Tagen supersicher sein wollen oder das Handling des Diaphragmas noch etwas Übung erfordert.

# OFT GEFRAGT

*Hier finden Sie einige häufige Fragen, die uns in der Praxis rund um die Verhütung mit Diaphragma, Kappe und Diaphragmagel immer wieder begegnen und die Sie sich vielleicht auch schon gestellt haben.*

*Muss ich mein Diaphragma regelmäßig nach der Anwendung desinfizieren?*

Nein, das ist nicht nötig, einfaches Abwaschen reicht. Nur wenn nach einer Verwendung am nächsten oder übernächsten Tag Infektionssymptome wie starker Ausfluss, Jucken und/oder Brennen auftreten, sollte das Diaphragma zur Vorsicht keimfrei gemacht werden. Dazu reicht es, das Diaphragma mit antibakterieller Seife gründlich abzuwaschen und von beiden Seiten mehrfach mit gerade abgekochtem Wasser zu übergießen. Ist das nicht möglich, kann das Diaphragma auch desinfiziert werden. Im Fachhandel und in Apotheken gibt es zu diesem Zweck flüssige Desinfektionsmittel und Tabletten zum Auflösen. Das Auskochen in einem Topf ist dagegen nicht ratsam, denn wenn das Diaphragma mit dem Topfboden in Berührung kommt, sind Verformungen möglich. Wenn es wirklich einmal nötig ist, waschen Sie das Diaphragma vor dem Desinfizieren gründlich ab, denn Sekretreste verhindern die Wirksamkeit der Desinfektion. Werden Desinfektionsmittel verwendet, sollten diese nach der Einweichzeit gut abgespült werden,

damit keine Reste am Diaphragma bleiben, die die Scheidenwand reizen könnten. Aber häufig wird eine Desinfektion nicht nötig sein! Eine gesunde Vaginalflora ist ein selbstreinigendes, mikrobielles Schutzsystem. Ein Penis ist ja auch nicht keimfrei.

*Kann ich ein Diaphragma auch verwenden, wenn ich häufig Blaseninfektionen habe?*

Ja, denn die spermienhemmenden Gele, die es heute zu kaufen gibt, schaden der Scheidenflora nicht. Bei einer Anfälligkeit für Blaseninfekte ist es allerdings besonders wichtig, dass das Diaphragma nicht auf die Harnröhre drückt. Viele unserer Patientinnen, die von einer Pille auf das Diaphragma umgestiegen sind, berichten, dass sie danach tatsächlich weit weniger infektanfällig waren. Die hormonellen Veränderungen durch die Pille sind für manche Frauen ein Faktor, der zu gehäuften Blasen- und Scheideninfektionen führt.

*Kann ich mein Diaphragma auch während der Menstruation verwenden?*

Während der Menstruation schwanger zu werden, ist zwar unwahrscheinlich, aber nicht unmöglich. Bei einem kurzen Zyklus können die letzten Tage der Blutung schon potenziell fruchtbare Tage sein. Die Menstruation gilt nach NFP nur dann als wirklich sichere Zeit, wenn vorher nachgewiesenermaßen ein Eisprung stattgefunden hat! Da die letzten Tage der Regel meist eher schwache Tage sind, ist die Verwendung des Diaphragmas in diesem Zeitraum kein Problem, wenn es nicht länger als acht bis maximal zwölf Stunden getragen wird. Bei längerer Tragezeit besteht möglicherweise das Risiko, ein Toxic-Shock-Syndrom (siehe Seite 51) zu entwickeln. Auch die Verhütungssicherheit in diesen Tagen ist trotzdem gegeben.

Die Blutungsmengen einer abklingenden Regel (Nachkleckern) sind nicht ausreichend, um das Gel so stark zu verdünnen, dass es seine spermienhemmende Wirkung verliert. Inwieweit bei einer starken Blutung das Gel verdünnt wird und irgendwann durch das Menstruationsblut, das basischer ist als das Scheidensekret, wirkungslos wird, ist nicht bekannt. Im Zweifel benutzen Sie bitte (zusätzlich) ein Kondom, wenn Sie eine Schwangerschaft sicher ausschließen wollen.

### *Kann ein Diaphragma als Ersatz für die Menstruationstasse verwendet werden?*

Einige Frauen nehmen das Diaphragma gerne ohne Gel während der starken Blutungstage; nicht zur Verhütung, sondern um das Blut beim Sex zurückzuhalten. Gerade Frauen, die sagen, ein Orgasmus sei das beste Heilmittel

gegen ihre Menstruationskrämpfe, finden diese Idee oft sehr gut. Solange das Diaphragma spätestens nach zwölf Stunden »ausgeleert« wird, spricht nichts dagegen.

Aber: Ein Diaphragma hält das Mensturationsblut beim Gehen oder Bewegen lange nicht so gut in der Scheide wie eine Menstruationstasse, und es läuft eher mal etwas aus. Auf sechs bis acht Stunden Tragezeit wie mit einer Menstruationstasse kommen Frauen, die stark bluten, damit nicht.

### *Ich habe mein Diaphragma während der Menstruation benutzt, jetzt ist es dunkel geworden. Beeinträchtigt das die Sicherheit?*

Bei einer Verwendung während der Menstruation kann sich das Diaphragma beziehungs-

### NEUKAUF NACH INFEKTION?

Manche Hersteller empfehlen aus rechtlichen Gründen nach jedem Infekt den Kauf eines neuen Diaphragmas. Damit sind sie haftungsrechtlich abgesichert, aber der Neukauf ist wirklich nicht nötig. Wichtiger als ein hundertprozentig keimfreies Diaphragma oder Caya® ist die Abwehrflora in der Scheide, denn eine gesunde Scheidenflora (Mikrobiota) wirft Candida-albicans-Pilze und Bakterien, die dort nicht hingehören, in kurzer Zeit wieder hinaus.

weise Caya® durch den roten Blutfarbstoff Hämoglobin unter Umständen verfärben. Davon wird aber weder die Lebensdauer noch die Verhütungssicherheit beeinträchtigt, einzig die Optik leidet ein wenig.

*Mein Caya® dreht sich beim Sex, ist das schlimm? Ist es trotzdem noch sicher?*
Wenn beim Herausnehmen die Rückholmulde nicht mehr hinter der Symphyse liegt, sondern zur Seite gedreht ist, ist das kein Problem, solange der Muttermund weiter bedeckt ist. Wenn Sie Zweifel haben, tasten Sie vor dem Entfernen noch einmal nach: Liegt der Muttermund hinter dem Dia, ist es sicher, dann müssen Sie keine Pille- oder Spirale-danach besorgen. Auch die »normalen Diaphragmen« drehen sich gerne mal. Allerdings fällt das bei ihnen nur dann auf, wenn die Metallfeder einen Knick bekommen hat, was bei häufigem Gebrauch mal vorkommen kann. Ansonsten ist die Rotation bei diesen Diaphragmen nicht zu bemerken.

*Mein Diaphragma hat einen Knick in der Feder, brauche ich jetzt ein neues?*
Dieses Problem kommt gelegentlich bei Diaphragmen mit Metallfeder vor. Solange die Metallfeder komplett vom Silikon bedeckt ist, kann es weiter verwendet werden, der Knick beeinträchtigt die Sicherheit und Funktion nicht. Aber da es zu oberflächlichen Verletzungen in der Scheidenwand kommen kann, wenn das Metall der Feder aus der Umhül-

lung herauskommt, sollten Sie das Diaphragma ab jetzt bei jedem Abwaschen besonders im Bereich des Knicks gut inspizieren. Wird das Silikon im Bereich des Knicks dünn und frau kann die Feder sehen, dann tauschen Sie das Diaphragma bitte gegen ein neues aus.

*Was muss ich beachten, wenn ich Vaginalzäpfchen, Salben und Öle zur Körperpflege im Genitalbereich verwende?*
Die modernen Silikondiaphragmen sind unempfindlich gegen pflanzliche Öle und viele Fette. Das betrifft auch Vaginaltherapeutika, die Öle und Fette enthalten, wie zum Beispiel Zäpfchen gegen Infektionen, die medizinisches Hartfett als Trägermasse haben. Auch Jojobaöl, Haselnuss- oder Kokosöl, das gut zur Pflege bei trockener Haut im Intimbereich genommen werden kann, stellen kein Problem für das Diaphragma dar. Das heißt, regelmäßige Fettpflege im Genitalbereich schadet dem Diaphragma nicht.

*Kann ich weiterhin ein Gleitgel verwenden, wenn ich mit Diaphragma verhüten will?*
Wasserbasierte Gleitmittel sind kein Problem, wenn Sie mit einem Diaphragma oder einer Portiokappe verhüten. Einige Frauen nehmen statt Gleitmittel eher etwas mehr Diaphragmagel, dagegen ist nichts einzuwenden. Alle wässrigen Gleitmittel vertragen sich gut mit dem Diaphragma und Caya®.
Aber es gibt eine ganz wichtige Ausnahme: Da die Diaphragmen und Kappen aus ver-

netztem Silikon bestehen, dürfen sie nicht mit Silikonölen als Gleitmittel kombiniert werden. Gleitmittel auf Silikonbasis enthalten unvernetztes Silikon, das die Vernetzung der Silikonmoleküle im Diaphragma auflöst und damit schlicht kaputtmacht. Das heißt, dass sich das Diaphragma oder Caya® bei Kontakt mit Silikonöl weit vor Ablauf der normalen Haltbarkeit erst verformt und schließlich in eine glibberige Masse verwandelt, die vom Penis leicht zerrissen werden kann. Es zerbröselt nicht, wie die Latexdiaphragmen früher, sondern verflüssigt sich.

Also: Finger weg von Silikongleitmitteln! Entweder verzichten Sie auf Gleitmittel mit Silikonbasis oder Sie überprüfen Ihr Diaphragma nach jeder Reinigung superpenibel und legen sich häufiger ein neues zu. Allerdings haben die wenigen Paare, von denen ich weiß, dass ihr Diaphragma durch Silikongleitmittel beschädigt wurde, nicht erst beim Verkehr gemerkt, dass das Dia kaputtgegangen ist, sondern die Verformung rechtzeitig festgestellt.

*Das Diaphragmagel juckt oder brennt im Intimbereich, ist es für mich zu sauer?*
Nein, zu sauer kann es nicht sein, es ist dem vaginalem pH-Wert angepasst. Aber es kommen gelegentlich Reizungen durch den enthaltenen Konservierungsstoff, ein Salz der Sorbinsäure, vor. Als Alternative dazu stellen einige Apotheken Diaphragmagele ohne Konservierungsstoffe her.

*Wird die Verhütungssicherheit des Diaphragmas durch Schwimmen oder Baden beeinträchtigt?*
Es hieß lange Zeit, dass innerhalb der ersten acht Stunden nach dem Verkehr nicht geschwommen oder gebadet werden sollte, da in die Scheide eindringendes Wasser das Gel verdünnen könnte. Es gibt allerdings keine wissenschaftlichen Daten, die das Badeverbot untermauern. Spermien fühlen sich nur in isotonischen Lösungen wohl, also in Flüssigkeiten, deren Salzgehalt dem des Körpers entspricht. Weder das Salzwasser der Ostsee noch das Süßwasser aus dem Baggersee oder der heimatlichen Badewanne sind isotonische Lösungen, weshalb dieses Wasser an sich

### BITTE KEINE SILIKON-GLEITMITTEL!

Ich als »Gyn-Ökotante« habe mit Silikonen als Gleitmittel so meine Probleme. Persönliche praktische Erfahrung kann ich zwar nicht vorweisen, Silikon ist aber eine Substanz, die sich extrem schlecht ökologisch abbaut, mit aufwendigen chemischen Prozessen hergestellt wird und ursprünglich mal als Schmierfett für Maschinen entwickelt wurde. Weder in der Haarpflege noch im Genitalbereich möchte ich so etwas auf oder in meinem Körper haben.

bereits spermientötend wirkt. Das bedeutet, dass beim Schwimmen in die Vagina eindringendes Wasser die Samenzellen angreift. Auch in der Badewanne gelangen nur wenige Milliliter Wasser in die Vagina. Wenn das Diaphragma gut passt und ausreichend Gel verwendet wurde, gibt es keine Hinweise, dass die Sicherheit der Verhütung beeinträchtigt wird. Die Spermien überleben tatsächlich nur langfristig, wenn sie in die Gebärmutter hineingelangen können.

*An meinem Urlaubsort ist es sehr warm. Schadet Hitze dem Diaphragma?*
Diaphragmen selbst halten sehr hohe Temperaturen über 100 °C aus. Aber Kondome, vor allem solche aus Latex, leiden bei Temperaturen über 50 °C und verlieren ihre Reißfestigkeit.Wenn Sie in sehr warme Gebiete fahren, legen Sie Kondome und Diaphragmagel nicht auf sonnige Fensterbänke oder die Hutablage im Auto.

*Ich fahre in den Urlaub. Auf dem Diaphragmagel steht, dass es nur bis 25 °C haltbar ist. Brauche ich jetzt eine andere Verhütung?*
Nein, Sie können das Gel auch an Ihrem Urlaubsort verwenden. Die Temperaturangabe im Beipackzettel entspricht dem Bereich, für den der Hersteller eine Garantie leisten kann. Solange sich das Gel nicht verflüssigt, kann trotzdem von einer Wirkung ausgegangen werden, die Verwendung liegt dann aber in Ihrer Verantwortung.

*Ich trage noch eine Spirale, kann ich schon mit dem Diaphragma üben, solange die Spirale/ Kupferkette/IUB vor Ort ist, oder ziehe ich die Spirale damit raus?*
Wir raten unseren Patientinnen immer, in den ersten vier Wochen mit dem Diaphragma oder der Kappe parallel ein anderes Verhütungsmittel zu verwenden. Oder auch so lange, bis Sie sich mit dem Handling wirklich vertraut und sicher fühlen. Das geht zum Beispiel wunderbar mit jeder Spirale, der Kette oder dem Ball. Egal, ob Sie von außen über die Rückholnische das Diaphragma wieder entfernen oder unter den Rand greifen: Auf diese Weise können Sie einen normal lang geschnittenen Spiralenfaden, der ein bis zwei Zentimeter aus dem Muttermund herauslugt, nicht erwischen und versehentlich mit herausziehen. Bei Verwendung einer Kappe sollten Sie wie bei einer Menstruationstasse achtgeben, dass Sie den Faden der Spirale nicht mit den Fingern mitfassen. Das kann aber nur dann passieren, wenn Sie zum Entfernen nicht die Rückholschlaufe nehmen, sondern die Kappe mit zwei Fingern zusammenkneifen. Und auch nur dann, wenn der Faden sehr lang ist. Also keine Panik, uns ist noch keine Frau begegnet, die ihre Spirale im Dia wiedergefunden hat.

*Ab wann kann ich nach einer Geburt wieder mit dem Diaphragma verhüten?*
Stillen Sie nicht, gelten nur die ersten drei Wochen als wirklich sicher. In dieser Zeit

müssen Sie also nicht verhüten – haben aber eventuell auch keine Lust auf Sex. Stillen Sie voll, müssen Sie sich ungefähr nach sechs Wochen wieder Gedanken über Verhütung machen. Ein Diaphragma kann passenderweise ab sechs Wochen nach einer Geburt wieder zur Verhütung verwendet werden. Auch ob Sie weiterhin die gleiche Größe wie vor der Schwangerschaft benötigen, kann ab diesem Zeitpunkt, zum Beispiel bei der gynäkologischen Nachuntersuchung, überprüft werden. Denn dann ist die Rückbildung der Gebärmutter (aber noch nicht des Beckenbodens) abgeschlossen.

Auf der Website www.DocDodo.de finden Sie einen kostenlosen Online-Kurs über Verhütung nach Geburten und Fehlgeburten.

*Ich komme in die Wechseljahre. Wie lange muss ich das Diaphragma noch verwenden beziehungsweise überhaupt noch verhüten?*
Ganz simpel: Bleibt die Regel nach dem 50. Geburtstag aus, muss noch ein Jahr nach der letzten Menstruation verhütet werden. Bleibt die Regel vor dem 50. Geburtstag weg, sind es zwei Jahre, wenn frau definitiv nicht schwanger werden will. Wechseljahre haben in unserer Kultur eher ein schlechtes Image. In der Laienpresse werden Beschwerden und das »Älterwerden« betont. Aber viele Frauen segeln recht problemlos durch diese Zeit des Wandels und kommen nach dem Erliegen des Zyklus in eine kreative Phase der »postmenopausalen Unruhe«, wie wir es in der

Praxis immer nennen, in denen eine Neuorientierung Raum findet und überholte Dinge aus dem Leben verabschiedet werden können. Wissen wir darum, wann sich unsere Fruchtbarkeit langsam aus dem Leben schleicht, können wir unsere Wechselzeit bewusst begleiten und gestalten.

*Im Frühjahr 2019 kommt ein neues Mehrgrößen-Diaphragma auf den Markt. Welche Unterschiede gibt es zum bisherigen Milex® wide seal Diaphragma?*
Das neue Singa® wird in den gleichen Größen wie das Milex® hergestellt und ist ebenfalls aus medizinischem Silikon. Der größte Unterschied liegt in der Feder, die beim Singa® wie beim Caya® aus Kunststoff und nicht aus Metall ist. Die zweite große Neuerung ist die Spannung der Feder, die nicht für alle Größen identisch ist, sondern in den kleinen Größen eher weich und elastisch.

Die meisten Frauen, die ein sehr kleines Diaphragma brauchen, haben oft ein festes Bindegewebe im kleinen Becken und sind eher zierlich gebaut. Die Federspannung bei den großen Größen ist deutlich fester, denn meist werden diese Größen von Frauen benötigt, die bereits Kinder geboren haben und eventuell eine leichte Blasensenkung haben oder einen eher weichen Beckenboden. Dann ist die festere Feder sehr nützlich. Darüber hinaus hat das Singa® keine Membran, die nach innen hineinreicht, was die Säuberung viel einfacher macht.

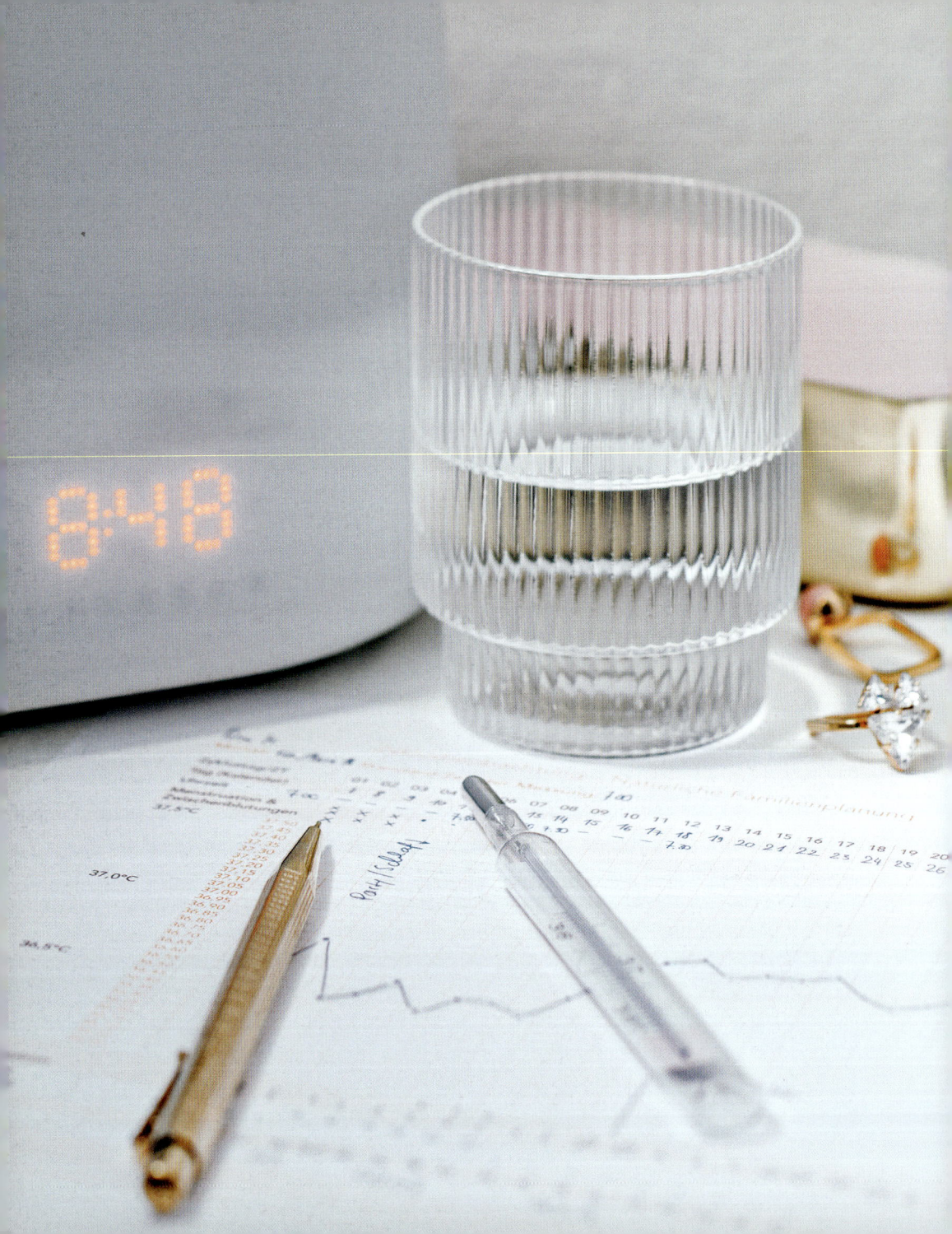

# ZEITWAHL-METHODEN

Es geht auch ganz ohne: Wer seinen Zyklus gut kennt, weiß,
welche Tage fruchtbar sind und welche nicht. Und dann liegt es an Ihnen,
ob und wie Sie verhüten wollen.

DIE FRUCHTBAREN TAGE
76

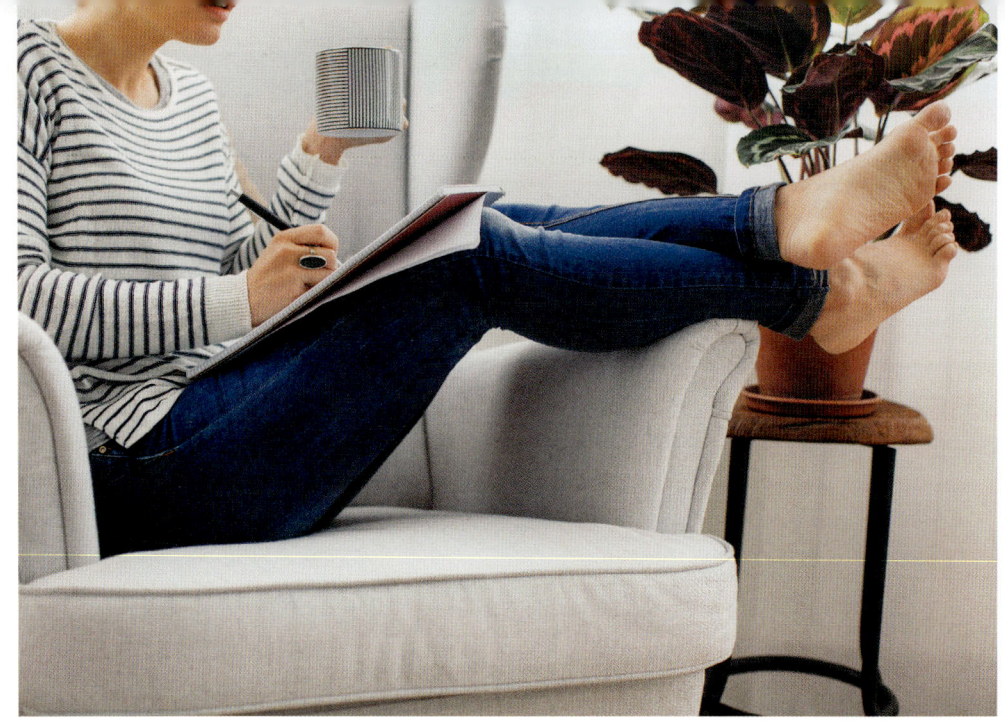

# DIE FRUCHTBAREN TAGE

Wir Frauen sind in jedem Zyklus nur über einen sehr kurzen Zeitraum hinweg fruchtbar. Bereits wenige Stunden nach dem Eisprung altert die Eizelle. Wenn innerhalb des Eileiters keine Befruchtung stattgefunden hat, ist sie schon nach einem Tag unbrauchbar. Dagegen sind die Samenzellen des Mannes unter optimalen Bedingungen fünf Tage lebensfähig. Das bedeutet, in jedem Zyklus gibt es sechs Tage, an denen eine Frau unter Umständen schwanger werden kann. Diesen Zeitraum gilt es möglichst exakt zu bestimmen. Am Anfang, wenn eine Frau natürliche Familienplanung (NFP) lernt, werden mehr Tage als fruchtbar oder potenziell fruchtbar gewertet, aber je besser sie ihren Körper kennenlernt, desto stärker kann das fruchtbare Fenster eingeengt werden.

Die besten Überlebensbedingungen haben Spermien in der Gebärmutter, denn der Muttermundschleim stellt ihnen einen idealen pH-Wert und Nährstoffe zur Verfügung. Wenn das Zusammentreffen von Eizellen und Samenzellen verhindert werden soll, muss daher allerspätestens fünf Tage vor dem Eisprung jede Form von Geschlechtsverkehr unterbleiben, bei der Spermien an den Muttermund und in die Gebärmutter gelangen können. Da Samenzellen sehr beweglich sind, können auch Spermien, die sich vor dem Eisprung im Scheideneingangsbereich befinden, eine Schwangerschaft hervorrufen. Der fruchtbare Muttermundschleim rinnt die Scheide herab, wo wir ihn fühlen und wahrnehmen können. An den hochfruchtbaren Tagen herrscht in der ganzen Scheide ein spermienfreundlicheres Milieu. Eine Befruchtung kann bei Penis-in-Scheide-Kontakt nicht sicher ausgeschlossen werden. Ausnahme: Der Muttermund wird durch eine Barriere abgedeckt, bis die Spermien im für sie unwirtlichen Milieu der Scheide nach vier bis sechs Stunden abgestorben sind. Oder sie werden mit einem Kondom abgefangen.

Wie werden die fruchtbaren Tage ermittelt? Es gibt drei Verfahren, die kombiniert werden, um mit NFP eine möglichst große Verhütungssicherheit zu gewährleisten:

* **Östrogenmarker**, die den kommenden Eisprung ankündigen. Das sind der Muttermundschleim sowie Position, Form und Beschaffenheit des Muttermunds.

* **Progesteronmarker**, der beweist, dass der Eisprung für diesen Monat stattgefunden hat. Der einzig sichere Progesteronmarker ist die Basaltemperatur, das ist die morgendliche Aufwachtemperatur, die im Mund, in Vagina oder Po gemessen wird.

* **Rechenregeln**, die auf langjährigen wissenschaftlichen Erkenntnissen über den weiblichen Zyklus beruhen. Diese werden ergänzend zu den individuellen Markern für den jeweiligen Monat herangezogen, und zwar ausschließlich auf Basis der konkreten Werte der Anwenderin. Dora Durchschnitt zählt hier nicht!

Sowohl vor als auch nach dem Eisprung wird nach dem Prinzip der doppelten Kontrolle vorgegangen. Das heißt, sobald Sie die fruchtbaren Tage im aktuellen Zyklus erreicht haben, verzichten Sie entweder vollständig auf Sex mit Genitalkontakt oder Sie verwenden zur Verhütung eine Barrieremethode Ihrer Wahl. Je nachdem, ob Sie zuerst den Östrogenmarker oder den rechnerisch frühestmöglichen fruchtbaren Tag erreichen, brauchen Sie ab diesem Zeitpunkt eine sichere Verhütungsmethode, wenn Sie während der fruchtbaren Tage nicht enthaltsam bleiben wollen. Erst wenn die Östrogenmarker zurückgegangen sind und der Progesteronmarker eindeutig angezeigt hat, dass die fruchtbare Phase beendet ist, heißt es Bahn frei für ungeschützten Sex. In den Begriffen der Natürlichen Familienplanung wird ab diesem Zeitpunkt von »freigeben« gesprochen.

Diese Kombination von Körperzeichen und Temperaturmessen wird als Symptothermale Methode (STM) oder Natürliche Familienplanung (NFP) bezeichnet. Es gibt verschiedene »Schulen« der NFP.

## NATÜRLICHE FAMILIENPLANUNG

Die Regeln, die Sie hier in diesem Buch lernen, basieren auf der Arbeitsgruppe NFP, den Veröffentlichungen der Sektion Natürliche Fertilität (siehe ab Seite 120) und letztendlich auf den jahrzehntelangen Forschungen der Universitäten Düsseldorf und Heidelberg. Die Symptothermale Methode,

wie ich sie Ihnen hier vorstelle, wird von der Arbeitsgruppe NFP auch unter dem Namen Sensiplan® in Kursen oder über Bücher vermittelt. Da den Menschen, die sich professionell und wissenschaftlich mit Verhütung beschäftigen, völlig klar ist, was mit »Natürlicher Familienplanung« gemeint ist, aber in der Öffentlichkeit unter diesem Begriff ganz viele verschiedene und teils sehr unsichere Methoden zusammengefasst werden, ist der Name Sensiplan® mittlerweile rechtlich geschützt.

### Es gibt verschiedene Schulen

Neben Sensiplan® gibt es noch weitere »Schulen« der Natürlichen Familienplanung, die eine sehr sichere Verhütung bieten und

---

### WER IST DORA DURCHSCHNITT?

Dora Durchschnitt ist die Frau mit dem Standardzyklus, den aber kaum eine Frau hat. Jedenfalls nicht immer. Dora Durchschnitt hat ihren Eisprung immer, wirklich immer, am 14. Zyklustag und die Regel beginnt pünktlich wie ein Uhrwerk am 29. Tag. Daher kann Dora ihren Eisprung einwandfrei berechnen. Sie braucht keine Mühe darauf zu verwenden, ihren Körper zu beobachten und täglich die Temperatur zu messen, sondern kann einfach ihre Tage zählen. Auf Dora Durchschnitt beruhen einige völlig veraltete und unsichere Verhütungsmethoden wie die Kalendermethode nach Knaus-Ogino, aber auch Rechenmethoden wie die »Standard-Days-Method«, die von einer ka-

tholischen Universität in den USA für Analphabetinnen entwickelt wurde. Auf diesen Rechenmethoden beruhen mittlerweile etliche Apps. Selbst Dora Durchschnitt wird trotz ihres superregelmäßigen Zyklus mit einer Wahrscheinlichkeit von sechs Prozent leben müssen, ungewollt schwanger zu werden.

Die WHO gibt für diese Methoden Schwangerschaftsraten von bis 27 Prozent an, wenn sie unter realen Bedingungen von nicht perfekt funktionierenden Frauen angewendet werden. Also: Wer nicht Dora Durchschnitt ist und sich aktuell auch keine Schwangerschaft wünscht, lässt besser die Finger vom Tagezählen und der Kalendermethode.

die sich nur in Details im Regelwerk der Zyklusauswertung unterscheiden. Die amerikanische »Nimm deine Fruchtbarkeit in die eigene Hand«-Schule nach Toni Weschler arbeitet beispielsweise mit Hilfslinien in der Temperaturkurve, um den Anstieg nach dem Eisprung leichter identifizieren zu können. Sehr detailreich erklärt die Natürliche Empfängnisregelung (NER) nach Prof. Rötzer die Möglichkeiten, das eigene »Restrisiko« für eine Schwangerschaft zu steuern. Allerdings mit Phasen der kompletten Abstinenz für genitalen Sex, da NER im katholischen Glauben wurzelt und eine Verwendung von Barrieremethoden in der fruchtbaren Zeit strikt ablehnt. Beide Methoden sind historisch gewachsen und werden von vielen Frauen seit Jahren erfolgreich angewendet.

### Doppelte Kontrolle ist wichtig!

All diesen Methoden ist gemeinsam, dass sie sich auf den jeweiligen individuellen Zyklus der Frau statt auf Durchschnittswerte beziehen und auch bei unregelmäßigem Zyklus, in der Stillzeit und im Wechsel zuverlässig angewendet werden können. Für dieses Buch habe ich die Methode gewählt, die wissenschaftlich am besten fundiert ist. Es gibt noch weitere NFP-Schulen, aber bevor Sie sich auf eine Verhütung einlassen, die als »Natürliche Familienplanung« geführt wird, überprüfen Sie bitte, ob es sich wirklich um eine Symptothermale Methode mit doppelter Kontrolle vor und nach dem Eisprung handelt.

## DAS ZYKLUSBLATT AUSFÜLLEN

In meiner Praxis empfehle ich immer, zunächst nicht zu viel Geld zu investieren und erst ein bis drei Monate zu testen, ob das regelmäßige Messen und die Beobachtung des Körpers wirklich mit dem persönlichen Lebensstil harmonieren. Um das herauszufinden, brauchen Sie erst einmal nur ein geeignetes Thermometer, das für weniger als zehn Euro in jeder Apotheke zu bekommen ist. Daneben brauchen Sie eine Möglichkeit, um die Messergebnisse aufzuzeichnen. Das kann ein kariertes Schulheft sein, wenn Sie die Zyklusblätter selbst zeichnen wollen, oder eine Kopie nach einer Vorlage (siehe hintere Umschlagklappe). Natürlich können Sie auch gleich mit einem NFP-fähigen Zykluscomputer starten, der etwa 300 Euro kostet. Besorgen Sie sich also zunächst ein ausführliches Zyklusblatt, zum Beispiel als Download (siehe Seite 122) und drucken Sie es aus. Oder entscheiden Sie sich für eine elektronische Aufzeichnung auf Ihrem PC, online oder über eine (gute!) App. Ob Sie ein analoges oder digitales Thermometer verwenden, entscheiden Sie nach persönlichem Geschmack. Wenn Sie ein digitales Thermometer benutzen, achten Sie bitte darauf, dass es zwei Stellen nach dem Komma misst (Empfehlungen siehe ab Seite 121). Das ist unabdingbar, denn das korrekte Auf- und Abrunden der Messwerte gehört zu sicherem NFP dazu. Bei analogen Thermometern müssen Sie vor dem

Kauf darauf achten, ob der Messwert bestehen bleibt, bis Sie das Thermometer herunterschlagen. Das sind Thermometer, die mit Gallium beziehungsweise Galinstan® gefüllt sind. Alkoholgefüllte Thermometer sind ungeeignet, denn der Wert fällt ab, sobald der Messfühler wieder Raumtemperatur annimmt. Da selbst qualitativ hochwertige Thermometer, die eine Messgenauigkeit von plus/minus 0,01 °C angeben, sich voneinander unterscheiden, dürfen Sie im laufenden Zyklus das Thermometer oder Tool (siehe ab Seite 104) nicht wechseln.

## Die Temperatur messen

Um stabile, zuverlässige Temperaturwerte zu erhalten, wird immer morgens vor dem Aufstehen gemessen, und zwar nach Möglichkeit immer zur selben Zeit. Sie sollten zumindest in der letzten Stunde geschlafen oder entspannt geruht haben, selbst, wenn Sie in der Nacht aufgestanden sind oder gestört wurden. Gemessen wird entweder bei geschlossenem Mund in der Tasche unter der Zunge (oral), in der Vagina oder im Po (rektal), dabei ist es wichtig, nicht innerhalb eines Zyklus zu wechseln. Warum? Nein, der Grund ist nicht die Hygiene! Sondern die Abweichungen der Temperatur von Messort zu Messort. Diese Unterschiede können die Kurve verfälschen und damit die Auswertung für den laufenden Zyklus unbrauchbar machen. Wenn Sie mit einem Messort unzufrieden sind, können Sie mit Beginn des nächsten Zyklus den Ort wechseln.

Nur die orale, vaginale oder rektale Messung liefert zuverlässige, stabile Werte, die zur Verhütung geeignet sind. Die Messung mit optischen Thermometern für das Ohr oder die Stirn ist nicht geeignet. Eine Messung in der Achsel ergibt sehr ungenaue Werte. Egal mit welchem Thermometer Sie messen: Dieser Ort ist gerade mal geeignet, um sich einen Überblick darüber zu verschaffen, ob Ihr Schulkind tatsächlich Fieber und damit einen echten Grund hat, am Tag der Mathearbeit zu Hause zu bleiben.

Die Temperatur sollte immer drei Minuten lang gemessen werden, auch wenn viele Digitalthermometer schon früher »piepsen«, kommen noch Schwankungen in den Nachkommastellen vor, die für die Auswertung

### DIGITALTHERMOMETER

Digitalthermometer, die die letzten zwei bis drei Werte speichern, empfinden viele Frauen als praktisch. Wenn am Wochenende Zeit zum Ausschlafen ist, kann der Wecker auf die gewohnte Messzeit gestellt werden, das Thermometer unter die Zunge oder in den After geschoben werden und nach drei Minuten landet es wieder auf dem Nachttisch. Im Bett umdrehen, weiterschlafen oder noch ein wenig dösen, und den Temperaturwert später notieren.

wichtig sind. Daher: **Messen Sie immer drei Minuten**, egal ob digital oder analog. Notiert wird dann nach Rundung der Nachkommastellen in 0,05-°C-Schritten. Das korrekte Auf- und Abrunden ist wichtig, um eine auswertbare Kurve zu erhalten.

## Die Temperatur auf- und abrunden

| Gemessen | Aufgeschrieben |
|---|---|
| 36,72 | |
| 36,71 | |
| 36,70 | 36,70 °C |
| 36,69 | |
| 36,68 | |
| 36,67 | |
| 36,66 | |
| 36,65 | 36,65 °C |
| 36,64 | |
| 36,63 | |

## Anfangs täglich messen!

In den ersten Monaten, in denen Sie Ihren Zyklus aufzeichnen, sollten Sie Ihre Basaltemperatur wirklich jeden Tag messen – möglichst morgens zur selben Zeit mit maximal zwei Stunden Abweichungen. Gerade am Beginn der Aufzeichnungen ist es wichtig, den eigenen Körper und vor allem seine Reaktionen auf Störungen und Veränderungen in der Lebensführung kennenzulernen.

Wenn Sie schon lange NFP machen und gut damit zurechtkommen, brauchen Sie Ihre Temperatur nicht mehr jeden Tag zu messen. Dann nehmen Sie das Thermometer ab acht Tage vor dem frühesten jemals notierten

Temperaturanstieg und können nach Erreichen einer eindeutigen Hochlage, wenn Sie für diesen Zyklus den ungeschützten Geschlechtsverkehr freigegeben haben, auf weitere Messungen verzichten.

## Die Periode beurteilen

Der erste Tag des Zyklus, mit dem die Aufzeichnung beginnt, ist der erste Tag, an dem eine regelstarke, »richtige« Blutung auftritt. Ein bis zwei Tage schwaches Vorkleckern, meist wenig dunkles Blut, ist zwar harmlos und kommt bei vielen Frauen vor, zählt aber nicht als Zyklusanfang. Die Temperaturmessung beginnen Sie während der Menstruation. Mit der Beobachtung des Muttermundschleims und des Muttermunds selbst beginnen Sie, sobald die Menstruation abklingt. Die Blutung zeichnen Sie mit unterschiedlich langen Strichen oder ein bis drei

### Mein Zyklus im Monat: Mai
#### Standardzeit der Messung: 6³⁰

| Zyklustag | 01 | 02 | 03 | 04 | 05 | 06 | 07 |
|---|---|---|---|---|---|---|---|
| Tag (Kalender) | 3 | 4 | 5 | 6 | 7 | 8 | 9 |
| Uhrzeit | 6³⁵ | 6³⁵ | 6³⁵ | 6³⁵ | 6³⁵ | 6³⁵ | 6³⁵ |
| Menstruation & Zwischenblutungen | x<br>x<br>x | x<br>x | x<br>x | X | • | - | • |
| 37,5° C 37,50 37,45 37,40 37,35 | | | | | | | |

*Die Stärke der Periode wird mit x, xx und xxx und •*
*ins Zyklusblatt eingetragen.*

Kreuzen für die Blutungsstärke ein, Schmierblutungen werden als Punkt eingetragen.

## Den Muttermundschleim bewerten

Während der fruchtbaren Tage ist der Muttermundschleim reichlich vorhanden sowie eher
dünnflüssig und spinnbar, das heißt, er kann
zwischen den Fingern mehrere Zentimeter
auseinandergezogen werden, ohne dass der
Schleimfaden reißt. Er ist glasig, durchsichtig
und am ehesten zu vergleichen mit dem di-
cken Eiweißfaden, der zu sehen ist, wenn
man beim Kuchenbacken Eier trennt. In den
unfruchtbaren Phasen ist der Schleim wenig,
eher trocken, dicklich und zieht keine Fäden.
Wenn wir ihn zwischen zwei Finger nehmen,
reißt der Schleim sofort ab. Dazwischen gibt
es verschiedene Übergänge. Um den Muttermundschleim für NFP zu bewerten, gibt es
verschiedene Kategorien, die miteinander
kombiniert werden und im Tagesverlauf zum
Beispiel bei jedem Toilettengang wahrgenommen werden. Das Schleimsymptom wird
immer am Tagesende eingetragen. Es zählt
die fruchtbarste Schleimqualität des gerade
vergangenen Tages.

Die Schleimqualität wird ermittelt über das
Gefühl am Scheideneingang. Ist es dort
feucht (sexuelle Erregung zählt nicht!) oder
eher trocken und möglicherweise verbunden
mit einem leichten Juckreiz? Manche Frauen
haben am Ende des Zyklus, wenn der Schleim
sehr wenig und fest ist, durch die hormonellen Veränderungen der Haut ein leichtes Tro-
ckenjucken. Dagegen hilft meistens eine Fettpflege mit einem pflanzlichen Öl, am besten
direkt nach dem Duschen oder Baden, wenn
die Haut noch leicht feucht ist.

Ganz praktisch: Fragen Sie sich im Tagesverlauf mehrfach, was Sie zwischen den kleinen
Venuslippen spüren.

Dann wird die Qualität über Tasten und Fühlen bewertet. Wenn Sie mit dem Finger oder
Toilettenpapier über den Scheideneingang
streichen, fühlen Sie, ob es rutschig, feucht
oder glitschig ist. Zu guter Letzt fragen Sie
sich, wie der Schleim aussieht. An unfruchtbaren Tagen gibt es am Scheideneingang
nicht viel zu sehen, auf dem Toilettenpapier
bleibt kaum oder gar kein Schleim haften,
wenn Sie wirklich etwas sehen wollen, müssen Sie in die Scheide eingehen und Schleim
vom Muttermund abnehmen.

Die Zeichen des Schleimes können unterschiedlich verlaufen, daher sehen Sie in der
Bewertungstabelle das »und/oder«. Es kann
bereits ein feuchtes Gefühl zwischen den kleinen Venuslippen herrschen, aber noch nichts
zu fühlen und zu sehen sein.

Schleimmuster können individuell unterschiedlich sein. Bei einigen Frauen ändert es
sich schrittweise, bei anderen ist der Sprung
von »trocken« und »am Scheideneingang
nichts zu sehen« zu »reichlich«, »spinnbar«,
»glasig« und damit superfruchtbar sehr plötzlich. Tragen Sie einfach konsequent ein, was
Sie sehen, fühlen und spüren. Und lernen Sie
so, Ihren Körper zu lesen.

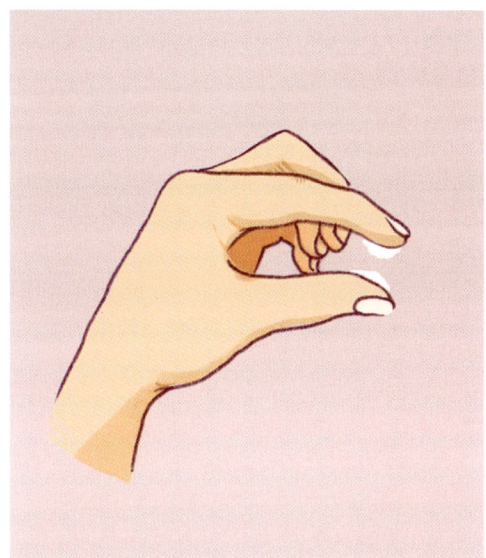

*An unfruchtbaren Tagen ist der Schleim unelastisch und reißt zwischen den Fingern ab.*

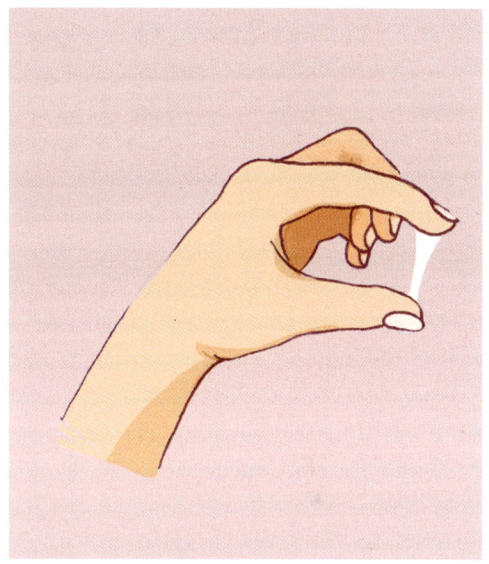

*Fruchtbarer Schleim ist spinnbar und leicht fadenziehend und wird als »S« eingetragen.*

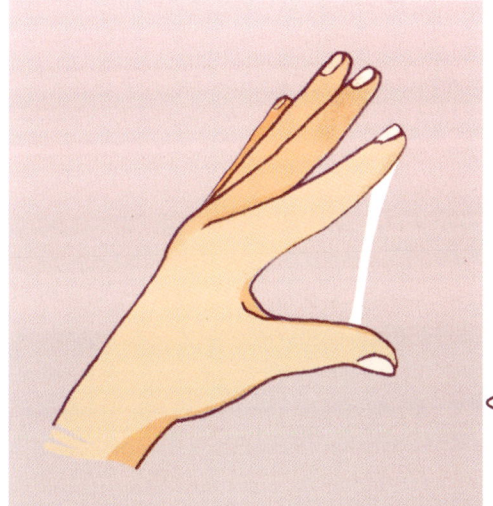

*Glasiger, spinnbarer, fadenziehender »S+«-Schleim unmittelbar um den Eisprung.*

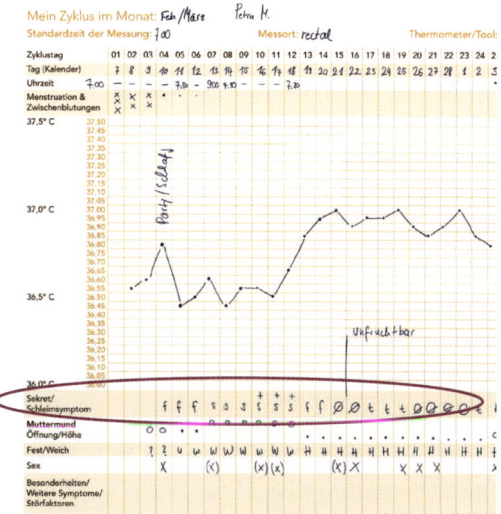

*Das Schleimsymptom ist ein wichtiger Indikator für den Eisprung. Tragen Sie die Werte täglich ein.*

# BEURTEILUNG DER SCHLEIMQUALITÄT NACH NFP

*Um den Muttermundschleim für NFP auswerten zu können, ist es wichtig, sowohl sein Aussehen als auch seine Beschaffenheit nach einheitlichen Kriterien zu beurteilen.*

| Gefühl am Scheideneingang und an den Fingern | | Aussehen des Schleims/Menge | Fruchtbarkeit | Abkürzung NFP |
|---|---|---|---|---|
| Nichts zu fühlen | und | nichts zu sehen | Unfruchtbar | Ø |
| Trocken, rau, ggf. Jucken | und | kein Schleim am Scheideneingang zu sehen | Unfruchtbar | t |
| Feuchtes Gefühl, | aber | kein Schleim am Scheideneingang zu sehen | Wenig fruchtbar | f |
| Feuchtes oder kein Gefühl | und | dicklicher, klebriger, zäher, weißlicher, gelblicher, trüber, nicht spinnbarer* Schleim zu sehen | Potenziell fruchtbar | S |
| Feuchtes Gefühl | und | transparenter, rötlicher/leicht blutiger, gelbroter, spinnbarer (= fadenziehend), flüssiger, wie Wasser wegrinnender Schleim | Sehr fruchtbar | S+ |
| Nass, rutschig, glitschig | und/oder | transparenter, rötlicher/leicht blutiger, gelbroter, spinnbarer (= fadenziehend), flüssiger, wie Wasser wegrinnender Schleim | Sehr fruchtbar | S+ |

*Direkt vom Muttermund abgenommen, kann diese Schleimqualität noch bis zur nächsten Menstruation zu finden sein, obwohl Sie laut Temperaturkurve schon lange nicht mehr fruchtbar sind in diesem Zyklus. Es geht bei der Auswertung des Schleimmaximums um die Veränderung von S+ zu S oder t, nicht darum, dass gar kein Schleim mehr vorhanden sein darf.

Gerade bei einer eher lang andauernden Menstruation und einem frühem Eisprung kann das Ende der Blutung manchmal mit dem Beginn von fruchtbaren Schleimmustern zusammenfallen. Das kann für Anfängerinnen mit NFP zunächst zu Verwirrung führen. Haben Sie Zweifel, verhüten Sie sicherheitshalber so lange zusätzlich mit einer Barrieremethode, bis Sie sich mit der Auswertung ganz sicher sind.

Der Höhepunkt des Schleimsymptoms, also der maximal fruchtbare Schleim, ist der Tag mit der individuell besten Schleimqualität in diesem Zyklus. Dieser Zeitpunkt kann immer erst im Nachhinein bestimmt werden, wenn Sie bereits ein bis zwei Tage ein weniger fruchtbares Schleimmuster beobachtet haben. Der Höhepunkt wird im Zyklusblatt mit einem H gekennzeichnet und die drei folgenden Tage markiert. Danach kann davon ausgegangen werden, dass die fruchtbare Zeit für diesen Zyklus abgelaufen ist, in doppelter Kontrolle mit der Temperatur kann am Abend des dritten Tages nach dem Schleimhöhepunkt freigegeben werden.

## Eintragen der Muttermundzeichen

Die Festigkeit des Muttermunds wird als wenig fruchtbar, das heißt fest/hart (h) oder direkt um den Eisprung als fruchtbar, das heißt locker/weich (w) aufgezeichnet. Da der Muttermund oft erst kurz vor dem Eisprung weich wird, kann die Konsistenz nicht als einziges Zeichen verwendet werden.

Die Öffnung des Muttermunds wird als geschlossen beziehungsweise leicht geöffnet/teilweise verschlossen ● und vollständig geöffnet ○ notiert.

In vielen Zyklusblättern ist die Spalte für die Öffnung des Muttermunds recht breit gehalten, sodass die Position des Muttermunds mit den Symbolen für die Öffnung einfach höher oder tiefer eingetragen wird.

Solange der Muttermund sich nach der Menstruation nicht verändert, können wir von unfruchtbaren Tagen ausgehen. Sobald er sich verändert, weicher wird, seine Position verlagert oder sich öffnet, fängt die fruchtbare Phase an. Im Zyklusblatt wird der erste Tag gekennzeichnet, an dem sich der Muttermund wieder unfruchtbar anfühlt, das heißt hart, geschlossen und hoch, sowie die beiden folgenden Tage. Nach Ablauf von drei Tagen, an denen er sich nicht wieder in Richtung fruchtbar verändert hat, kann man abends davon ausgehen, dass die fruchtbare Phase für diesen Zyklus vorbei ist. Aber auch hier gilt: Für eine hohe Verhütungssicherheit ist die doppelte Kontrolle durch den Abgleich mit der Basaltemperatur notwendig.

## AUSWERTUNG DES ZYKLUSBLATTS

Bei der Auswertung interessieren wir uns vor allem für zwei Fragen: Erstens, ab wann sind Sie am Zyklusanfang fruchtbar und müssen entweder auf Geschlechtsverkehr, bei dem der Penis in die Scheide eindringt, verzichten oder eine andere Verhütung verwenden? Zweitens, ab wann können Sie »freigeben« und für den Rest des Zyklus Geschlechtsverkehr ohne zusätzliche Verhütung genießen? Um sicher zu verhüten, gilt immer, doppelt hält besser.

## Die unfruchtbare Zeit am Zyklusanfang

Sobald Sie Schleim der Qualitäten f, S oder S+ wahrgenommen haben, müssen Sie damit rechnen, schwanger werden zu können. Da bei manchen Frauen das Schleimsymptom sehr plötzlich einsetzt und erst sehr knapp vor dem Eisprung eindeutig ist, während Spermien bis zu fünf Tage überleben können, werden zusätzlich die Rechenregeln herangezogen. Je nachdem, was zuerst kommt, ein früher fruchtbarer Tag aufgrund der angewendeten Rechenregeln oder Schleim, der zu sehen oder zu fühlen ist: Sobald ein Eisprung droht, ist entweder Enthaltsamkeit oder der Einsatz einer Barrieremethode angesagt.

## Die Minus-acht-Regel

Aus den letzten zwölf auswertbaren Temperaturkurven (also nach rund einem Jahr Zyklustracking) wird der früheste Temperaturanstieg ermittelt. Von diesem Tag werden acht Tage abgezogen, um auf diesem Weg den letzten individuell unfruchtbaren Tag vor dem Eisprung zu ermitteln.

### BEISPIELE

Der Tag der ersten höheren Messung war der 17. Zyklustag: 17–8 = 9 damit sind die ersten neun Tage eines Zyklus als unfruchtbar anzunehmen. Natürlich nur, solange kein potenziell fruchtbares Schleimmuster erscheint

---

### DIE PERIODE IST POTENZIELL FRUCHTBAR

Eine unfruchtbare Zeit am Zyklusanfang ist nur dann anzunehmen, wenn Sie entweder im Zyklus davor nachgewiesenermaßen einen Eisprung hatten oder die Blutung, in der Sie mit NFP beginnen, die Blutung nach der letzten Pilleneinnahme ist. Die Blutung direkt nach der letzten Pille ist keine normale Menstruation, sondern eine Hormonentzugsblutung, während der keine Fruchtbarkeit eintreten kann. Wenn Sie keine Kombinationspille oder eine andere eisprungunterdrückende hormonelle Verhütung angewendet haben, ist eine Blutung als potenziell fruchtbar anzusehen. Ja, es ist sehr unwahrscheinlich, während der Blutung schwanger zu werden, aber in seltenen Fällen trotzdem möglich. Es gibt gelegentlich Follikelpersistenzen (so nennt man einen hängengebliebenen Eisprung in der Fachsprache) und sogenannte luteal out-of-phase (LOOP) Events, die auch zu einem vollkommen unerwarteten Zeitpunkt zu einer Schwangerschaft führen können.

oder der Muttermund fruchtbare Anzeichen wie Öffnung und weiche Konsistenz zeigt. Es gilt das Prinzip der doppelten Kontrolle.

Der Tag der ersten höheren Messung war der 12. Zyklustag: 12 − 8 = 4. Damit sind die ersten vier Tage eines Zyklus als unfruchtbar anzunehmen. Der vierte Zyklustag ist damit vor dem Eisprung der letzte Tag, an dem Sie ungeschützten Geschlechtsverkehr haben können, ohne das Risiko, schwanger zu werden. Das gilt aber nur unter der Voraussetzung, dass nicht vorher ein Schleimsymptom oder eine Veränderung des Muttermunds erkennbar war – das kann in der ausklingenden Menstruation schwierig zu beurteilen sein. Die Minus-acht-Regel ist die wichtigste der NFP-Rechenregeln und schlägt alle Zusatzregeln! Aber auch wenn noch keine auswertbaren Kurven aus mindestens zwölf Monaten vorliegen, müssen wir trotzdem mit NFP anfangen können. Daher gibt es daneben die schwächere Fünf-Tage-Regel und die als etwas veraltet geltende 20-Tage-Regel.

## Die Fünf-Tage-Regel

Die ersten fünf Tage im Zyklus werden immer dann als unfruchtbar angenommen, wenn nachgewiesenermaßen ein Eisprung im vorangegangenen Zyklus stattgefunden hat. Allerdings gilt: Sobald zum ersten Mal ein Temperaturanstieg am zwölften oder einem früheren Zyklustag erfolgt, wird die Fünf-Tage-Regel außer Kraft gesetzt und die Minus-acht-Regel angewendet.

## Unregelmäßige und kurze Zyklen

Gerade bei Frauen, die lange NFP machen und sich den Wechseljahren nähern, ist bei der Fünf-Tage-Regel Vorsicht geboten. Je älter wir werden, desto kürzer werden die Zyklen. Das ist natürlich nur eine Faustregel, es gibt aber deutlich mehr sehr junge Frauen, die einen 32- bis 35-Tage-Zyklus haben, als Frauen über 40, bei denen 23- bis 27-Tage-Zyklen häufiger die Norm sind. Nähern wir uns altersmäßig den Wechseljahren, treten eher anovulatorische Zyklen auf, das sind Zyklen ohne Eisprung.

Ohne eine Ultraschalluntersuchung bei Ihrer Ärztin oder eine eindeutige Hochlage können Sie nicht wissen, ob eventuell gar kein Ei gereift oder ein Eisprung steckengeblieben ist. Eireifungsstörungen lassen sich beispielsweise häufig daran erkennen, dass der Schleim immer wieder fast gut fruchtbar wird, die Qualität dann aber wieder nachlässt, erneut ansteigt und mehrfach über die Empfindungen am Scheideneingang und das Aussehen des Schleims das Gefühl entsteht, dass der Eisprung anrollt, aber dann die Umwandlung und der Temperaturanstieg ausbleiben.

## Unregelmäßige Zyklen in den Wechseljahren

Frau Sybille H.-S. kam vor einem halben Jahr sehr beunruhigt in die Sprechstunde. Ihre Nachbarin war mit 46 Jahren noch einmal unverhofft und völlig ungeplant schwanger geworden und hatte in der 11. Schwangerschaftswoche eine

Fehlgeburt erlitten. Sie selbst war zu dem Zeitpunkt 47 Jahre alt, hatte jahrelang erfolgreich symptothermal verhütet, sehr geplant ihre drei Kinder bekommen und auch während der Stillzeiten, dann in Kombination mit Kondomen, natürlich verhütet.

»So langsam wurden meine Kurven unregelmäßig, die Hochlage in manchen Monaten nicht mehr stabil, in anderen Monaten blieben die Eisprünge aus. Ich hatte meinen Körper immer gut gekannt und mich jahrelang auf meine sehr regelmäßigen und eindeutigen Kurven verlassen können. Und jetzt sollte ich wieder mit langen, potenziell fruchtbaren Phasen einen Umgang finden. Dazu kam, dass mein Mann, der sieben Jahre älter als ich ist, gelegentlich Erektionsprobleme hat. Das ist, seitdem er Tabletten für sein Herz und seinen Blutdruck nehmen muss. Jetzt kommt er mit Kondomen nicht mehr gut klar. Die Hebamme in der Praxis von Frau Dr. Struck hat mir ein Diaphragma angepasst und mir das Handling erklärt. Das war viel leichter, als ich es mir vorgestellt hatte. Ich spüre es beim Sex gar nicht, mein Mann auch nicht und wir empfinden es als sehr unkompliziert, jetzt wo mein Zyklus unregelmäßig wird, trotzdem jederzeit sexuell aktiv werden zu können.«

## Die Minus-20-Tage-Regel

Die Fünf-Tage-Regel sollte grundsätzlich mit der alten Minus-20-Tage-Regel abgeglichen werden, wenn Aufzeichnungen über die Zykluslänge der letzten Monate vorliegen und diese nicht durch hormonelle Verhütung verfälscht sind. Dabei wird der kürzeste Zyklus in den letzten zwölf Monaten minus 20 Tage gerechnet. Seit wir aus aktueller Forschung wissen, dass viel weniger Frauen am 14. Zyklustag ihren Eisprung haben, als früher angenommen wurde, ist die simple Rechnung »Eisprung = 14 Tage vor der nächsten Menstruation + 6 Tage Sicherheitsabstand« sehr knapp gerechnet. Die Minus-20-Tage-Regel wird danach nur bei Zyklen unter 25 Tagen angewendet, wenn noch keine Messung vorliegt, die die Minus-acht-Regel ermöglicht. Und natürlich: Doppelte Kontrolle anwenden! Wenn vor dem errechneten Tag bereits fruchtbarer Schleim vorliegt oder eine Veränderung am Muttermund, dann ist ungeschützter Verkehr nicht mehr möglich.

## Von der Spirale zu NFP: Petra M.

Petra M. steigt mit Ende 30 von einer Kupferspirale, die sie fünf Jahre getragen hat, auf natürliche Verhütung mit Symptothermaler Zyklusbeobachtung um. Eine weitere Spirale möchte sie nicht, da sie und ihr Partner in den nächsten ein bis zwei Jahren eine Familie gründen wollen. Schon seit einiger Zeit nutzt sie eine Zyklus-App, um sich auf die Umstellung vorzubereiten. Sie weiß daher genau, dass

- ihre durchschnittliche Zykluslänge 27 Tage beträgt,
- der kürzeste Zyklus der letzten zwölf Monate 24 Tage dauerte und
- der längste Zyklus der letzten zwölf Monate 31 Tage lang war.

Mit diesen Erkenntnissen kann sie mit der Minus-20-Regel die ersten vier Tage im Zyklus als unfruchtbar freigeben. Mehr aber nicht, solange der Kinderwunsch nicht siegt.

## Freigeben am Zyklusanfang

Die unfruchtbare Zeit am Zyklusanfang ist die, die mit der höherwertigsten Regel berechnet wurde, solange kein fruchtbarer Schleim wahrnehmbar ist. Die doppelte Kontrolle durch die Kombination der Östrogenmarker Schleimsymptom und Muttermundbeschaffenheit sowie die Anwendung der Rechenregeln zum Zyklusverlauf ergeben zusammen eine deutlich größere Verhütungssicherheit verglichen mit nur einer »Warnung« vor dem nächsten Eisprung.

Wahrscheinlich fragen Sie sich jetzt: Warum wird hier die klassische NFP-Auswertung beschrieben, es gibt doch mittlerweile tolle Tools und Apps?

Ganz einfach, ein Tool oder eine App kann maximal so gut sein, wie die Informationen, mit der es gefüttert wird. Wenn die Grundregeln von NFP nicht verstanden werden, kann eine App oder ein Tool leicht zu einer sehr unsicheren Verhütungsmethode werden. Und es ist doch spannend zu erleben, wie klar sich der Körper ausdrücken kann bzw. wie deutlich zu sehen ist, wie gut oder manchmal auch weniger gut er mit Störungen auskommt. Tools können toll sein, das Leben stark erleichtern und im Folgenden werden sie auch beschrieben (siehe Seite 104).

# DIE UNFRUCHTBARE ZEIT NACH DEM EISPRUNG

Ausschlaggebend für die Beurteilung der Temperaturkurve ist die Basaltemperatur. Das ist die Temperatur, die morgens nach dem Aufwachen vor dem ersten Aufstehen gemessen wird. Wichtig ist,

- dass die Messung immer ungefähr zum selben Zeitpunkt erfolgt,
- dass am selben Ort (rektal, vaginal oder oral) gemessen wird und
- dass die Messung drei Minuten dauert – auch mit einem Digitalthermometer.

Die auf ein halbes Zehntel gerundeten Werte werden in das Zyklusblatt (Vorlage siehe hintere Umschlagklappe) eingetragen und jeden Tag mit den übrigen aufgezeichneten Symptomen ausgewertet.

## Drei-über-sechs-Regel

Ein sicheres Zeichen dafür, dass der Eisprung stattgefunden hat und die fruchtbaren Tage für diesen Zyklus vorbei sind, besteht in einem Temperaturanstieg von mehr als 0,2 °C. Wichtig ist dabei zu beachten, dass drei direkt aufeinanderfolgende Werte höher sein müssen als die sechs vorangegangenen. Die dritte höhere Messung muss mindestens 0,2 °C höher liegen als der höchste der sechs niedrigeren Werte. Es zählen nur die auswertbaren Temperaturmessungen und nicht die geklammerten (siehe Störfaktoren Seite 92). Bei vielen Frauen liegt der Temperaturanstieg deutlich höher, er kann bis zu 0,5 °C betragen. Es geht aber nicht um die absolute Höhe des Temperaturanstiegs, sondern darum, dass die Temperatur kontinuierlich ansteigt, bis sie auf einem höheren Niveau, der sogenannten Hochlage, angekommen ist. Die Hochlage sollte etwa zehn Tage stabil bleiben, bevor die Temperatur zwei bis drei Tage vor der nächsten Regelblutung abfällt oder ansteigt und damit den Eintritt einer Schwangerschaft anzeigt. Der Anstieg bis zur Hochlage ist nicht immer ganz glatt, daher gibt es zwei Ausnahmen, die aber nicht miteinander kombiniert werden dürfen, um sicher zu sein, dass der Eisprung wirklich vorbei ist. Ist der dritte angestiegene Temperaturwert weniger als 0,2 °C höher als der höchste der vorangegangenen sechs, muss ein vierter Wert abgewartet werden, ist dieser auch höher als die sechs niedrigeren, selbst wenn der Unterschied weniger als 0,2 °C beträgt, kann davon ausgegangen werden, dass die fruchtbaren Tage für diesen Zyklus vorbei sind. Fällt zwischen den drei höheren Werten einer unter das Niveau des höchsten Werts der Tieflage (sechs Tage zuvor), so wird er nicht gewertet. Die Unfruchtbarkeit kann in diesem Fall nur dann sicher angenommen werden, wenn der dritte höhere Wert verglichen mit dem höchsten Wert der Tieflage um mindestens 0,2 °C angestiegen ist. Das klingt komplizierter, als es ist. Nach wenigen Zyklen ist das korrekte Aufzeichnen für die meisten

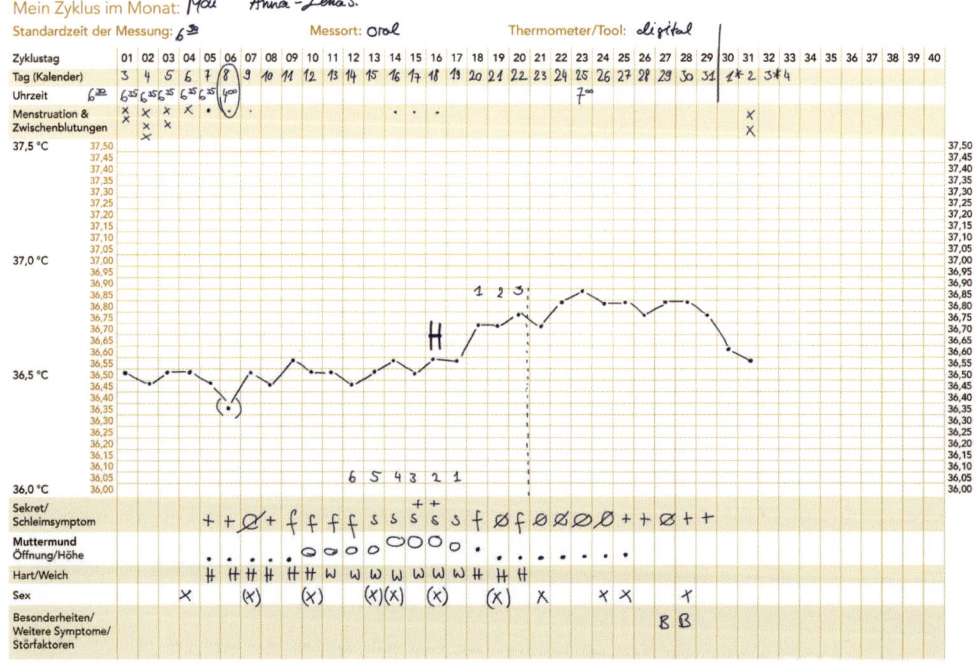

Frauen sehr einfach. Im Zweifelsfall zeichnen Sie sich bitte eine Hilfslinie bei der höchsten Temperatur der sechs niedrigen Werte.

## Anna-Lena S.: Hochlage nach dem Eisprung

Die erste höhere Messung ist am 18. Zyklustag, der Schleimhöhepunkt am 16. Zyklustag, am Abend des 21. Zyklustag = 23. Mai gibt Anna-Lena frei, da sie drei eindeutig höhere Messungen hatte als die sechs vorangegangenen, das Schleimmaximum mehr als drei Tage vorbei war und auch der Muttermund drei Tage hart und geschlossen war. Am Zyklusanfang hatte sie fünf Tage freigegeben, da sie ihren Zyklus erst seit einigen Monaten aufzeichnet. Der mit (x) ge-

kennzeichnete Geschlechtsverkehr fand geschützt mit Diaphragma statt.

## Abnahme der Östrogenmarker

Das Schleimmaximum, das mit einem H für Höhepunkt im Kurvenblatt gekennzeichnet wurde, muss drei Tage abgeklungen sein, um sicher Unfruchtbarkeit annehmen zu können. Das heißt, es muss für drei Tage Schleim von weniger fruchtbarer Qualität zu sehen und/ oder zu fühlen gewesen sein, damit Sie davon ausgehen können, dass die fruchtbaren Tage für diesen Zyklus vorüber sind. Lässt sich die Schleimqualität nicht auswerten, muss die fruchtbare Beschaffenheit des Muttermunds für mindestens drei Tage abgeklun-

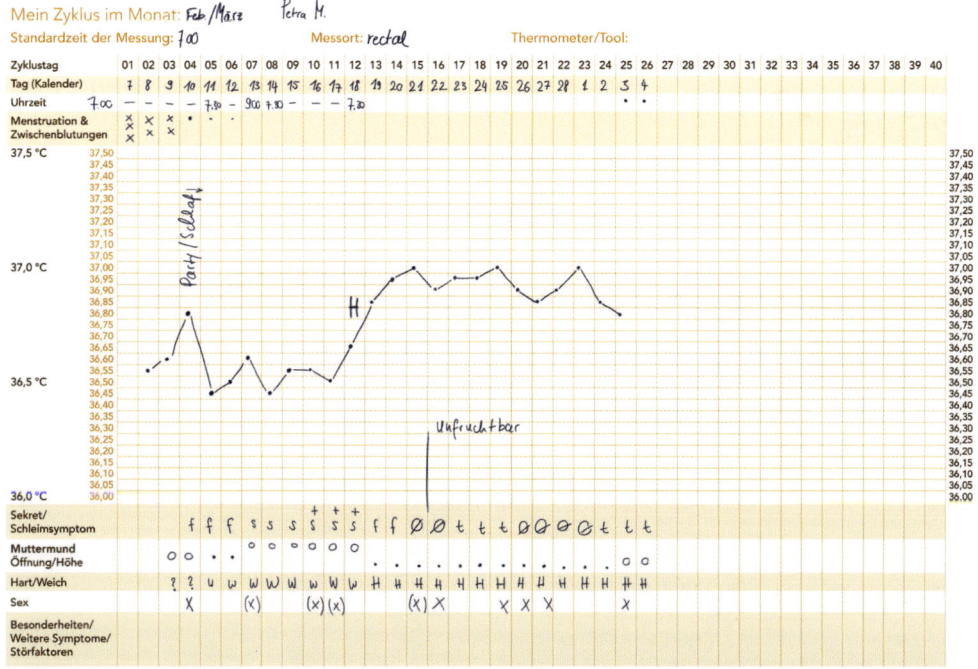

gen sein. Ist das Schleimsymptom so eindeutig, dass Sie davon ausgehen können, dass der Eisprung in diesem Zyklus stattgefunden hat, brauchen Sie den Muttermund zur Beurteilung nicht mit einbeziehen. Doppelte Kontrolle ist gut, dreifache dagegen nicht nötig.

## Petra M.:
## Früher Eisprung

Da ihr kürzester Zyklus in den letzten zwei Jahren 24 Tage betragen hat, verwendet Petra M. ab dem fünften Zyklustag ihr Diaphragma. Im Februar hat sie ab dem Abend des 16. Zyklustags freigegeben. Auf dem Zyklusblatt ist ein schöner klarer Temperaturanstieg zu erkennen, der sich auch mit dem Tastbefund des Muttermunds und zusätzlich mit dem Rückgang des Schleimsymptoms deckt. Da der Eisprung in diesem Zyklus früh erfolgte, hätte sie bei ungeschütztem Geschlechtsverkehr am siebten Zyklustag bereits schwanger werden können.

### Freigeben nach dem Eisprung

Die unfruchtbare Zeit nach dem Eisprung ist dann gegeben, wenn das Gelbkörperhormon Progesteron die Vorherrschaft des Östrogens abgelöst hat (siehe Seite 32). Durch den Anstieg der Körpertemperatur um mindestens 0,2 °C, festgestellt durch drei Messungen, die höher liegen als die vorangegangenen sechs, und das Wegfallen der Östrogenmarker Schleimmaximum und Muttermundbeschaffenheit für mindestens drei Tage lässt sich dieser Zeitraum eindeutig bestimmen. Auch

hier gilt wieder das Prinzip der doppelten Kontrolle: Je nachdem, was später kommt, wird gewertet, es soll schließlich absolute Sicherheit bestehen, dass der Eisprung abgelaufen ist und in diesem Zyklus keine Schwangerschaft mehr eintreten kann.

# STÖRFAKTOREN

Der weibliche Körper ist ein sensibles Instrument, das empfindlich auf äußere Einflüsse reagiert. Dementsprechend kann die Körpertemperatur durch verschiedene Störfaktoren beeinflusst werden und die Auswertung der Messwerte erschweren. Als Störungen gelten Temperaturwerte, die aus dem üblichen Schwankungsbereich der Tieflage ausbrechen. Störungen werden ausgeklammert und der Wert in der Auswertung des Zyklus nicht mitberücksichtigt.

Inwieweit Störfaktoren eine Frau beeinträchtigen, ist individuell sehr unterschiedlich. Für eine Anfängerin in NFP ist es schwer vorherzusehen, wie ihr Körper reagiert und ob er auf alle Störeinflüsse gleich stark anspricht. Da in der Tieflage vor dem Eisprung individuell sehr starke Temperaturschwankungen auftreten können, müssen Sie selbst herausfinden, welche Faktoren Ihre Morgentemperatur vor dem Aufstehen beeinflussen. Im Zweifel den Messwert in Klammern setzen und aus der Auswertung herausnehmen, bis sich nach einigen Monaten gezeigt hat, ob Sie auf diese Störung reagieren.

## Zeitbezogene Störungen

**Änderungen der Messzeit:** Für viele Frauen macht ein bis zwei Stunden früheres oder späteres Messen als üblich keinen Unterschied. Es gibt aber gelegentlich auch Frauen, bei denen sich die Werte verfälschen, wenn der Messzeitpunkt nur um eine Stunde abweicht. **Unterschiedliche Schlafenszeiten:** Es gibt Frauen, für die es mehr oder weniger egal ist, wann sie im Tagesverlauf messen, solange sie mindestens zwei Stunden vor der Messung geruht haben. Andere Frauen reagieren stark auf Schlafmangel oder Zeitverschiebungen auf Reisen oder durch Schichtdienst. Sehr sensible Frauen werden bereits durch die Umstellung von Sommer- auf Winterzeit für einige Tage aus dem Temperaturgleichgewicht gebracht.

## Lebensstilbezogene Störungen

Zumindest für NFP-Anfängerinnen ist zu Beginn der Aufzeichnungen ein einigermaßen regelmäßiger Lebensstil empfehlenswert. Unterschiedliche Schlafenszeiten, Alkoholkonsum oder Zeitverschiebungen bei Fernreisen können die Messwerte beeinflussen. Folgende Störfaktoren sind häufig:

- Langes Ausgehen bis spät in die Nacht,
- Alkoholkonsum,
- ungewohnt späte und üppige Mahlzeiten,
- Klimawechsel, Reisen in andere Wetterlagen,
- psychische Belastungen und Aufregungen,
- schlechter Schlaf.

Wobei diese Faktoren alle miteinander verknüpft sein können, selbst wenn kein Partyurlaub auf Ibiza gebucht wurde. Auch Dinge wie Prüfungsstress und nächtelanges Lernen können die Temperatur bei einigen Frauen stärker schwanken lassen.

## Gesundheitsbezogene Faktoren

Fieberhafte Erkrankungen sind meist eindeutig. Aber auch bei anderen Symptomen können subfebrile Temperaturen (Temperaturerhöhung, die noch kein Fieber ist) anzeigen, dass das Immunsystem gerade arbeitet. Im Zweifel Krankheitssymptome und andere Störungen unter Besonderheiten im Zyklusblatt notieren und bei einer unklaren Kurve bis zum Beweis des Gegenteils annehmen, dass die fruchtbare Phase noch andauert.

## Andauernde gesundheitliche Störfaktoren

Es kommt durch Erkrankungen oder die Einnahme von Medikamenten gelegentlich zu dauerhaften Störungen der Messwerte, die NFP stark erschweren oder die Auswertung sogar unmöglich machen. Dann ist zu überlegen, ob NFP in der aktuellen Situation die beste Verhütungsmethode ist.
Verschiedene Hormonbehandlungen können Temperaturveränderungen auslösen, die die Messwerte verfälschen. Schilddrüsenmedikamente, die überdosiert sind, können die Temperatur zum Beispiel erhöhen. Eine Unterdosierung der Medikamente kann dagegen zu

Niedertemperaturen führen. Unbehandelte Schilddrüsenerkrankungen können ebenfalls die Ursache von schwer auswertbaren Temperaturkurven sein. Auch Hormontherapien im Anschluss an eine Endometriosebehandlung führen regelmäßig zu Kurven, die wenig eindeutig sind.

## VORSICHT BEI ANTIDEPRESSIVA

Psychopharmaka und Mittel gegen Epilepsie können zu einer Erhöhung des Milchbildungshormons Prolaktin führen, das wiederum die Eireifung und die Gelbkörperbildung beeinträchtigen kann. Auch Schlafmittel können individuell ein Störfaktor sein, ebenso wie Antibiotika vor allem aus der Gruppe der

Tetracycline (zum Beispiel Doxycyclin, das unter anderem zur Bekämpfung von Chlamydien, einer häufigen sexuell übertragbaren Erkrankung, verschrieben wird).

Tumorerkrankungen führen bei den betroffenen Frauen häufig zu gestörten Temperaturreaktionen, und einige Anti-Krebs-Therapien zielen auch auf eine Erhöhung der Körpertemperatur ab.

Bei chronischen Erkrankungen und häufiger Medikamenteneinnahme behalten Sie bitte Ihre Kurven genau im Auge und nehmen für eine sichere Verhütung im Zweifelsfall lieber ein Kondom oder Diaphragma dazu. Insbesondere, wenn die Medikamente wie Doxycyclin in einer Schwangerschaft nicht einge-

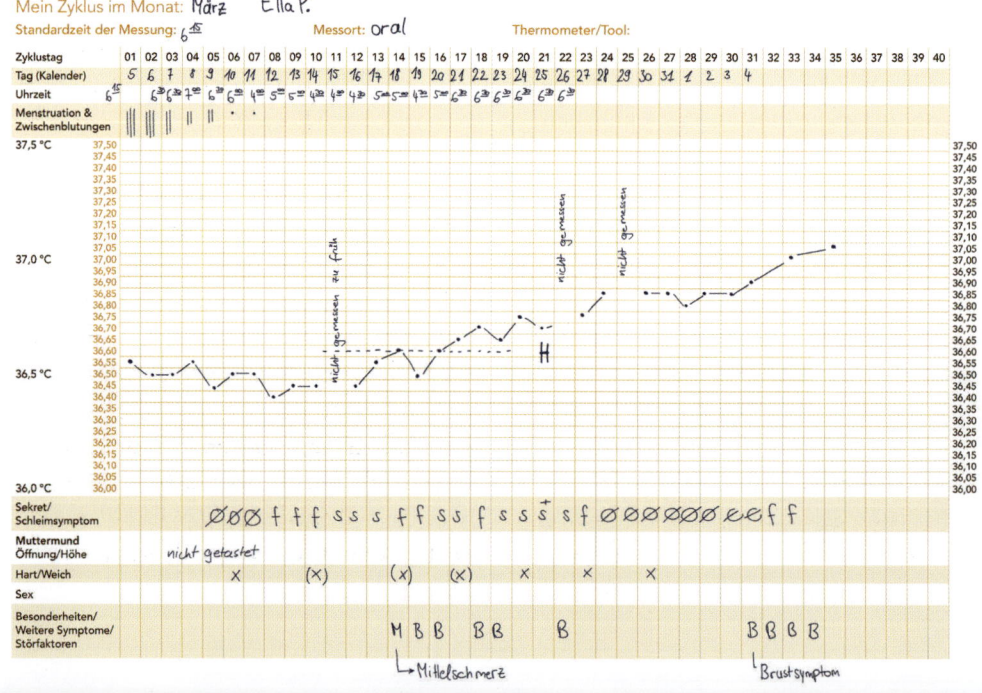

nommen werden sollen, ist es wichtig, doppelt pingelig mit der Auswertung zu sein. Es gibt daneben auch Medikamente, die den Zervixschleim beeinflussen. Am häufigsten beobachten wir das in der Pollensaison, wenn Allergikerinnen Antihistaminika schlucken und nicht nur die Schleimhäute der Augen und der Nase trockengelegt werden. Wenn der Muttermundschleim nicht mehr fließt, bitte stattdessen nach der Zervix tasten.

## Ella P.: Zeitverschiebungen

Ella P. verhütete erst seit kurzer Zeit mit NFP und war sich nicht im Klaren darüber, wie stark ihr Körper auf Störfaktoren reagierte. Ab dem siebten Zyklustag musste sie zu einer Fortbildung in einer anderen Stadt und stand morgens ein bis zwei Stunden früher als üblich auf, um den Zug zu erwischen. An einem fremden Ort übernachten wollte sie nicht. Obwohl der Temperaturanstieg ab dem 17. Zyklustag zu gering ausgefallen war, gab sie am Abend des 20. Zyklustags frei, da sie die Veränderung des Schleimsymptoms vom 17. auf den 18. Zyklustag als Abnahme interpretierte und sich nicht wunderte, dass sie einige Tage zuvor schon einmal S-Schleim hatte, der dann wieder unfruchtbarer wurde. Am 21. Tag bemerkte sie hochfruchtbaren S+ Schleim. Danach ging die Temperaturkurve steil nach oben, bis am 36. Zyklustag der Schwangerschaftstest positiv war. Ella gab in der Sprechstunde an, dass sie wegen belastender Situationen am Arbeitsplatz und daraus resultierender depressiver Verstimmungen ein Antidepressivum einnehme.

Leider hatte eine der typischen Nebenwirkungen auf sie zugetroffen: Der Wirkstoff führte zu einer Erhöhung des Prolaktinspiegels, der in ihrem Fall mit einer verzögerten Eireifung einhergegangen war.

# UNSICHERE KÖRPERZEICHEN

## Mittelschmerzen

Viele Frauen sind überzeugt davon, dass sie ihren Eisprung eindeutig spüren können und halten aus diesem Grund das Temperaturmessen und Aufzeichnen von Schleimsymptom und Muttermundbeschaffenheit für überflüssig. Nun, das leichte Stechen, Drücken oder Ziehen im Unterleib kann tatsächlich von der Kapselspannung des Eierstocks kommen, schließlich verdoppelt sich die Größe des Ovars kurz vor dem Eisprung. Es kann aber auch der Flüssigkeitsreiz nach dem Eisprung sein, der das Bauchfell trifft.
Ob also die mittzyklischen Beschwerden eine Warnung sind, dass der Eisprung naht, oder anzeigen, dass er bereits abgelaufen ist, kann von Frau zu Frau individuell verschieden sein und ist ohne weitere Informationen nicht zu entscheiden. Zudem können auch andere Unterbauchorgane wie der Dünndarm zu Symptomen führen, die damit verwechselt werden können. Und Reizungen im Bereich des vierten Lendenwirbels können ausstrahlende Schmerzen im Bereich der Ovarien hervorrufen. Es gibt viele Gründe, warum der Mittel-

schmerz nicht als verwertbares Körperzeichen für NFP eingesetzt wird. Sie können die Unterbauchschmerzen aber in das Zyklusblatt miteintragen als ein zusätzliches, wenn auch nicht zuverlässiges Symptom.

## Eisprungblutung

Um den Eisprung herum kann es zu einer leichten, ein bis drei Tage anhaltenden Zwischenblutung kommen. Der Muttermund öffnet sich ein wenig, Blutgefäße kommen mehr an die Oberfläche und können zu rosa-schleimigen oder bräunlichen leichten Blutungen führen, die nicht mit der Periode verwechselt werden dürfen.

## Libidoschwankungen

Eine stärkere Libido kann, muss aber nicht mit dem Eisprung Hand in Hand gehen. Viele Frauen haben kurz vor dem Eisprung mehr Lust auf Sex als sonst. Für sie ist es ein guter Grund, NFP und Barrieremethoden zu kombinieren, wenn Abstinenz von penetrativem Sex in der fruchtbaren Zeit nicht gewünscht wird. Trotzdem gilt die verstärkte Libido nicht als sicheres Eisprungzeichen und ist damit für NFP nicht verwertbar.

## Brustsymptome

Bei vielen Frauen sind Brustschmerzen ein erstes Anzeichen dafür, dass die nächste Regel naht. Nein, Brustspannen ist kein sicheres Symptom dafür, dass der Eisprung abgelaufen ist. Manche Frauen haben gerade um den Eisprung herum sehr empfindliche Brüste und Brustwarzen. Und etwa drei Wochen nach der Menstruation steigt bei vielen Frauen das Milchbildungshormon Prolaktin leicht an. Der Körper überlegt, ob eine Schwangerschaft dazu führen könnte, dass in wenigen Monaten jemand von der Brust trinken möchte. Das Milchbildungshormon erhöht sich aber auch bei Stress und kann durch Medikamenteneinnahme wie Psychopharmaka erhöht werden und ist daher nicht als Körperzeichen für NFP verwertbar.

## Haut- und Haarveränderungen

Fettige Haut und Haare während der Ovulation und stärkere Trockenheit der Haut in der Woche vor der Regel, das ist tatsächlich eine Beobachtung, die einige Frauen machen. Aber andere haben eher fettige Haut und Pickel in der Woche vor der Regel. Selbst wenn diese Signale sich bei einigen Frauen konsequent in jedem Zyklus beobachten lassen, gelten Hautsymptome nicht als sichere Zeichen, die für NFP verwertbar sind! Im Zweifel können Sie all diese zusätzlichen Symptome ins Zyklusblatt oder in Ihre App eintragen, aber bitte verfallen Sie nicht in den Schlendrian, zu denken: Ach, ich kenne meinen Zyklus doch! Ich brauche nicht mehr zu messen, sondern verhüte einfach »nach Körpergefühl«. So funktioniert es leider nicht! Sie glauben nicht, wie viele Schwangerschaften ich mit diesem »biologischen Roulette« schon gesehen habe.

## FEHLER BEI DER AUSWERTUNG

### Mit dem Kalender rechnen

Die fruchtbaren Tage einfach am Kalender abzählen, das ist kein NFP. Ja, der Ursprung der Zeitwahlmethoden war tatsächlich mal eine reine Rechenmethode – und zwar in der ersten Hälfte des letzten Jahrhunderts. Zu diesem Zeitpunkt waren viele Abläufe im weiblichen Körper noch unbekannt. Diese Methoden, seien es

- Knaus-Ogino (Rhythmus-Methode),
- die Standard-Days-Method,
- CycleBeads®,
- viele Apps, die auf diesen Algorithmen beruhen,

sind zwar sehr simpel in der Anwendung, aber zur Verhütung auch extrem unsicher. Kaum eine Frau hat wirklich einen 28-Tage-Durchschnitts-Zyklus. Aus der Forschung der Sektion natürliche Fertilität (siehe Seite 122) wissen wir, dass ein »normaler Zyklus« viel variabler ist als lange angenommen. Die Tatsache, dass Dora Durchschnitt bei einem uhrwerkartigen 28-Tage-Zyklus ihren Eisprung immer am 14. Zyklustag hat, sagt gar nichts über die Fruchtbarkeit echter Frauen aus. Sie können diese simplen Rechenregeln natürlich anwenden, aber dann müssen Sie mit der recht hohen Wahrscheinlichkeit, demnächst ein Kind zu bekommen, leben können. Mit bis zu 27 Prozent gibt die WHO die Schwangerschaftsrate dieser Methoden an.

### Monosymptomale Auswertung

Es gibt mehrere Verhütungsmethoden, die lediglich auf den Muttermundschleim als Marker dafür setzen, dass der Eisprung im Anmarsch ist. Ist der reichliche, nasse »S«- und »S+«-Schleim nicht mehr zu sehen und zu fühlen, wird davon ausgegangen, dass die fruchtbare Zeit für diesen Monat vorbei ist. Ein wirklicher Beweis ist das leider nicht. Gerade Frauen, die an einer Eireifungsstörung leiden, haben gelegentlich mehrfach im Monat ein Schleimsymptom »S«, ohne dass ein effektiver Eisprung zustande kommt. Sicherer, als nur den Kalender zu befragen, ist dieses Vorgehen zwar allemal. Aber eine wirklich sichere Verhütung sieht anders aus. Zu diesen Monosymptomalen Methoden gehören:

- Billings-Methode
- Two-Days-Methode
- Creighton Model System (CrMS)

Und dann gibt es noch Methoden, die nur effektiv angeben können, wann der Eisprung stattgefunden hat oder wann das Maximum des eisprungauslösenden Hormons ausgeschüttet wurde:

- Temperaturmethode, ausschließliche Temperaturmessung in Kombination mit Rechenregeln.
- Messung von Hormonabbauprodukten im Urin (LH-Tests), oft ebenfalls in Kombination mit Rechenregeln.
- Zykluscomputer oder Apps, die nur die Temperatur auswerten beziehungsweise Hormonabbauprodukte im Urin messen.

Hier fehlt der Östrogenmarker, der vor einem besonders frühen Eisprung warnt. Der Zeitpunkt des zu erwartenden Eisprungs wird berechnet oder aus den letzten Zyklen abgeleitet, aber mit der tatsächlichen Realität des aktuellen Zyklus hat das wenig zu tun. Die Hersteller einiger Zykluscomputer geben an, dass die meisten ungeplanten Schwangerschaften in den ersten Anwendungsmonaten auftreten, wenn der Computer noch nicht weiß, dass die betreffende Anwenderin auch mal einen früheren Eisprung haben kann.

## Fallbeispiel: Verrechnet!

Eine unserer Patientinnen kam vor einigen Jahren zur Untersuchung wegen Spannungsgefühlen in beiden Brüsten. Sie hatte die Pille acht Wochen zuvor abgesetzt. Die erste natürliche Blutung vier Wochen nach Absetzen der hormonellen Verhütung war mit acht Tagen recht lang gewesen. Sie hatte sich ein Thermometer gekauft und die »unfruchtbaren Tage« am Zyklusanfang nach der Minus-20-Regel berechnet und am achten Zyklustag ungeschützten Sex. Die Beschaffenheit des Muttermundschleims hatte sie nicht beobachtet. Aber: Die Zyklen, die sie als Grundlage für die Minus-20-Regel herangezogen hatte, standen unter dem Einfluss der Pille, das heißt, sie waren nicht verwertbar und sie hätte nur die ersten fünf Tage des Zyklus »freigeben« dürfen. Der Schwangerschaftstest war positiv und es ist ein gesunder Junge geworden.

*Verrechnet! Aber so mancher Überraschungsgast im Leben erweist sich als großer Glücksfall.*

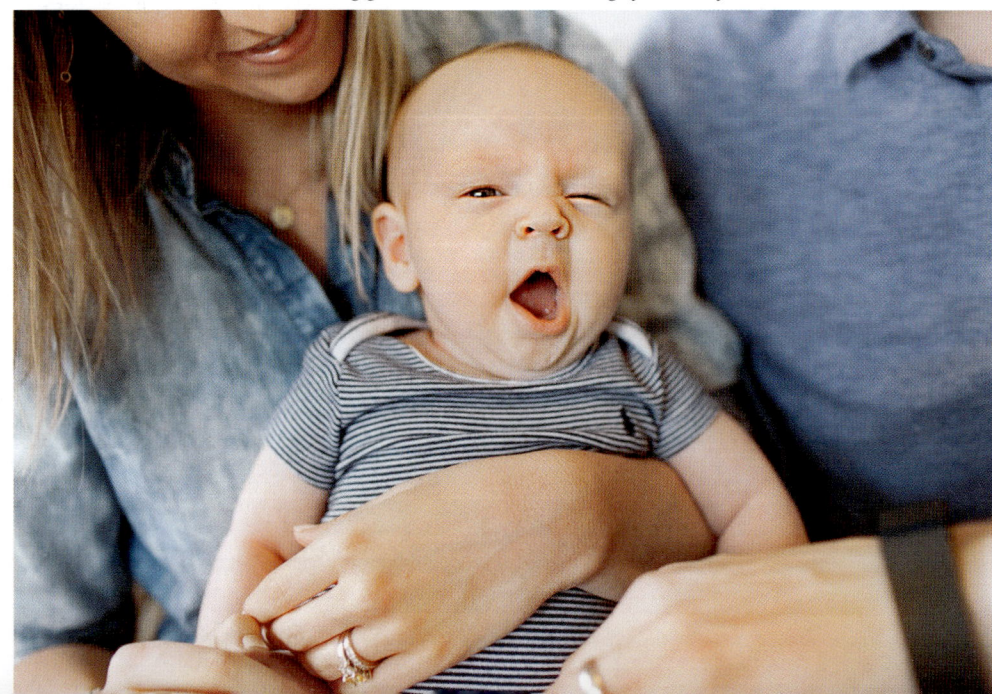

# OFT GEFRAGT

*Einige häufige Fragen, die uns in der Praxis rund um NFP immer wieder begegnen.*

*Muss ich mein Zyklusblatt mit Papier und Stift führen? Kann ich nicht einfach eine App verwenden?*

Es geht natürlich auch digital. Es gibt mittlerweile gute elektronische Helfer. Empfehlungen für Auswahl und Kauf finden Sie ab Seite 104 beziehungsweise ab Seite 121. Achten Sie darauf, nach welchem System die App die Daten auswertet. Sensiplan®, NER nach Professor Rötzer oder FAM (Fertility Awareness Method) nach Toni Weschler können als sicher angesehen werden. Nicht alle Anbieter, die behaupten, nach diesen Regeln auszuwerten, machen das auch tatsächlich. Wenn Sie eine App verwenden, achten Sie bitte vor dem Eintragen darauf, wie es sich mit dem Datenschutz verhält. Wenn die App-Anbieter sich in Venezuela oder einem anderen Land außerhalb der europäischen Datenschutzgrundverordnung (DSGVO) befinden, kann es sein, dass Ihre intimen Angaben unerlaubt an Dritte weitergegeben werden.

*Die App NaturalCycles® ist CE-zertifiziert und in Amerika von der FDA zugelassen. Heißt das, dass sie die beste App ist?*

Nein, definitiv nicht! Eine CE-Zertifizierung ist wie ein TÜV-Kennzeichen für Medizinprodukte. Es sagt aus, das bestimmte Qualitätskriterien in der Produktion und in firmeninternen Abläufen eingehalten werden. Die Zertifizierung sagt aber wirklich gar nichts über die Verhütungssicherheit aus. In Schweden und anderen Ländern sind mit dieser App gehäuft ungewollte Schwangerschaften registriert worden. Auch eine Zulassung durch die amerikanische Behörde für »Food and Drugs« (Nahrungsmittel und Medikamente) sagt nichts über die Schwangerschaftsrate aus, die aus der Benutzung dieser App zu Verhütungszwecken resultiert. Bitte bleiben Sie bei Apps, die nach den Standards von Sensiplan® oder einem anderen langfristig erprobten NFP-System arbeiten. Dass die Hersteller angeben, sie hätten ihre App mit einem »cleveren Algorithmus« ausgestattet, sagt gar nichts über ihre Verhütungssicherheit aus.

Das eigene Auto durch den TÜV zu bringen, bedeutet, dass es keine Mängel gibt, wegen denen es nicht mehr auf öffentlichen Straßen unterwegs sein darf. Nicht mehr und nicht weniger. Das Auto stellt also keine Gefahr für andere Verkehrsteilnehmer durch technische Defekte dar. Die TÜV-Plakette sagt nichts darüber aus, ob das Auto mit Airbags und anderen Sicherheitsvorrichtungen ausgestattet ist, wie schnell es fährt oder wie es in der Pannenstatistik des ADAC abschneidet. Sie können durchaus ein Auto kaufen, das eine frische TÜV-Plakette hat, und sich sehr schnell ärgern! Also: dass ein Auto irgendwann durch den TÜV gekommen ist, sagt nicht viel darüber aus, ob Sie mit dem Auto glücklich werden.

### Ist NFP nur möglich, wenn mein Zyklus ganz regelmäßig ist?

Nein. Aber Sie haben bei unregelmäßigen Zyklen längere Zeiten, zu denen Sie von einer möglichen Fruchtbarkeit ausgehen müssen und daher eine zusätzliche Verhütungsmethode wie ein Diaphragma brauchen, wenn Sie während dieser Zeit nicht enthaltsam sein wollen. Daher bietet sich bei unregelmäßigen Zyklen die Kombination von NFP mit Barrieremethoden besonders an.

### Kann NFP auch in der Stillzeit und in den Wechseljahren betrieben werden, wenn über einen längeren Zeitraum die Menstruation ausbleibt?

Ja, es gibt verschiedene Sonderregeln für die Stillzeit und die Wechseljahre (siehe auch ab Seite 39). Da zuverlässige Temperaturanstiege dann selten sind, wird ein stärkeres Augenmerk auf die Veränderungen des Muttermundschleims und der Beschaffenheit des Muttermunds gelegt, um keinen herannahenden Eisprung zu verpassen.

### Muss ich wirklich jeden Tag meine Temperatur messen?

Nein, definitiv nicht! Je länger Sie NFP betreiben und je besser Sie Ihren Zyklus kennen, desto eher können Sie nach dem nachgewiesenen Eisprung aufhören, für diesen Zyklus zu messen. Viele Frauen messen erst wieder am ersten potenziell fruchtbaren Tag des nächsten Zyklus.

Aber gerade in den ersten Monaten raten wir unseren Patientinnen dringend davon ab, nicht täglich zu messen. Erst durch regelmäßige Messung können Sie lernen, ob Ihr Körper schnell mit Temperaturänderungen reagiert, wenn Sie länger schlafen, eine kürzere Nacht hatten oder nachts öfter aufgestanden sind, weil Sie auf die Toilette mussten. Wenn Sie wissen, dass der Wert am nächsten Morgen völlig raushauen wird, da der 30. Geburtstag der besten Freundin komplett im Prosecco ertrunken ist, können Sie allerdings darauf verzichten – der Wert würde ohnehin ausgeklammert werden.

### Kann ich ein analoges Thermometer nehmen? Ich mag keine digitalen Thermometer.

Ja, es sollte von guter Qualität sein und die Messdauer muss drei Minuten oder länger betragen. Wenn Sie das Gepiepse der digitalen Thermometer morgens stört, ist ein analoges Gerät eine gute Alternative. Aber bitte beachten: Analoge Thermometer mit Alkohol sind nicht geeignet, sie sind zu ungenau. Kaufen Sie bitte ein mit Gallium gefülltes.

*Wie ist es mit der Verwendung von normalen Thermometern? Muss ich eines speziell für NFP nehmen?*

Die Bezeichnung »Pink Tax« (Rosa Steuer) bezieht sich darauf, dass Produkte speziell für Frauen oft überteuert sind. Ein Beispiel sind Damenrasierer. Die Klingen sind nicht stumpfer oder schärfer als die Modelle für die Jungs, kosten aber viel mehr. Sie können ohne Weiteres ein gutes Thermometer aus der Apotheke verwenden, das nicht speziell für NFP produziert wurde. Es muss lediglich bis auf zwei Nachkommastellen genau messen, damit Sie regelkonform auf- oder abrunden können. Generell sind gute Digitalthermometer, die nicht speziell für NFP ausgezeichnet sind, ein Drittel bis die Hälfte günstiger. Aber dann sind sie halt nicht pink oder pastellfarben.

Ab Seite 121 finden Sie empfehlenswerte Thermometer sowie die Adressen hilfreicher NFP-Foren, in denen es ebenfalls wertvolle Hinweise zu geeigneten Produkten gibt.

*Ich habe sehr unregelmäßige Arbeitszeiten und kann nicht immer zur gleichen Zeit messen, kann ich dennoch NFP anwenden?*

Wie stark sich unterschiedliche Messzeiten als Störfaktor auswirken, ist von Frau zu Frau unterschiedlich. Bei einigen zeigt die Kurve bereits bei zwei Stunden Abweichung der Messzeit starke Unterschiede, andere sind da weniger empfindlich. Auch wenn alle großen Studien zu NFP mit der Messung der morgendlichen Basaltemperatur gemacht wurden, gibt es mittlerweile gute Erfahrungen mit Messgeräten, die über Nacht in der Scheide getragen werden und den tiefsten Temperaturpunkt der Nacht als Referenz verwenden. Der OvulaRing® ist ursprünglich für und mit Kinderwunschkliniken entwickelt worden, um den Eisprung und damit die bestmögliche Chance auf eine Schwangerschaft besser eingrenzen zu können. Ganz wichtig: Verwenden Sie den OvulaRing® oder einen iButton®, mit dem viele Frauen im NFP-Forum gute Erfahrungen machen, nur zusammen mit Körperbeobachtung und den NFP-Rechenregeln. Als reine Temperaturmethode, die den kommenden Eisprung aus den Messungen des Vormonats berechnet, ist es alleine natürlich unsicherer als Symptothermale Verhütung.

*Was ist von Tools zu halten, die außerhalb des Körpers messen, zum Beispiel als Teil von Fitnesstrackern oder als Armband?*

Es gibt mittlerweile Tools, die von sich behaupten, den Eisprung über den Ruhepuls, elektrischen Hautwiderstand und Schweißverhalten, Atemfrequenz und Hauttemperatur ermitteln zu können. Die wissenschaftliche Datenlage dazu ist noch sehr, sehr dünn. Wenn Sie eine Schwangerschaft planen, ist es eine wenig aufwendige Form des Zyklustrackings, um Verkehr zum optimalen Zeitpunkt zu planen, als Verhütungsmethode aber definitiv nicht zu empfehlen.

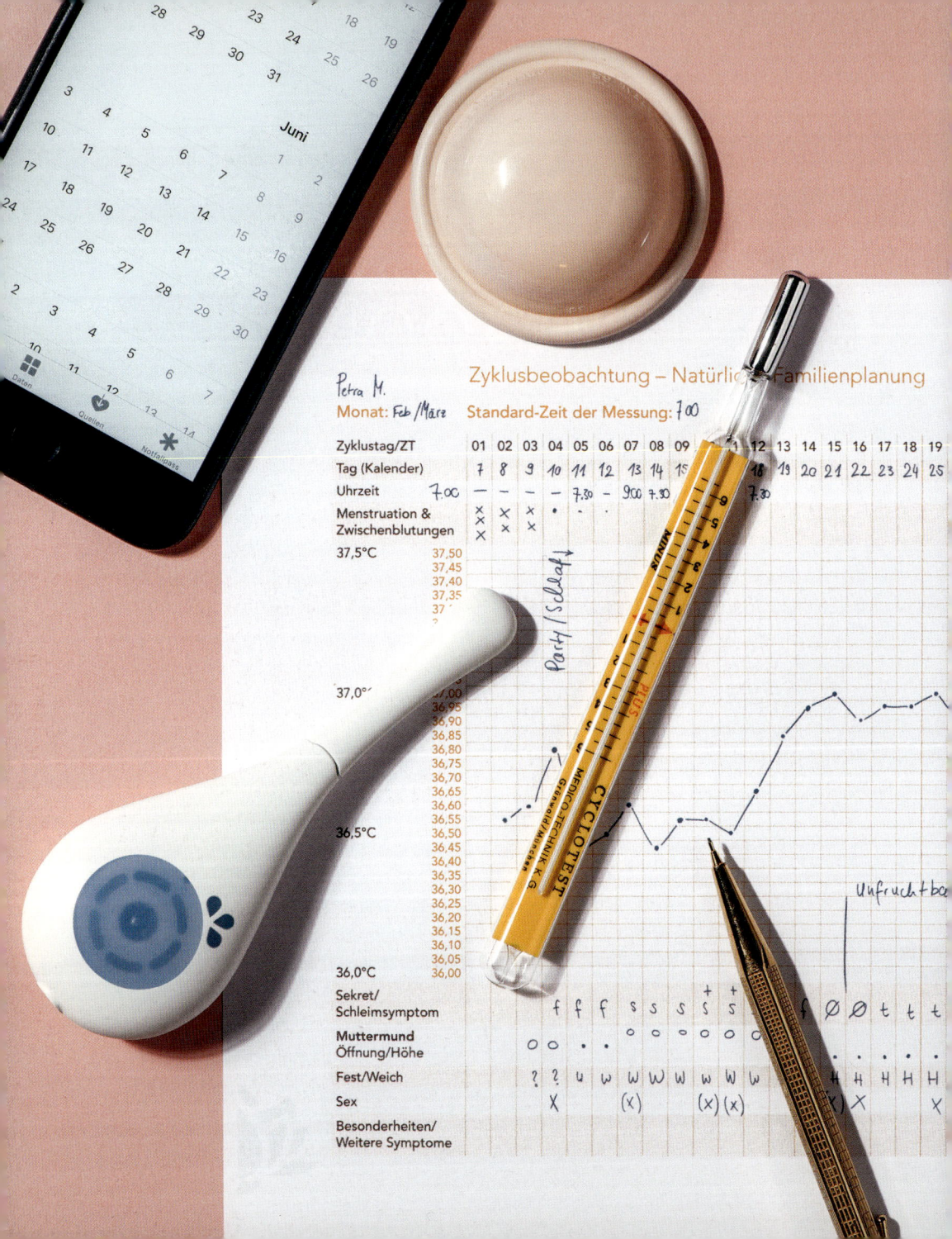

# KOMBINATIONEN UND TOOLS

Klassisches NFP mit Papier und Bleistift oder doch lieber digital mit App oder Zykluscomputer? Das kann jeder machen, wie er will – solange die elektronischen Tools zuverlässig sind.

ENTDECKEN SIE DIE MÖGLICHKEITEN
104

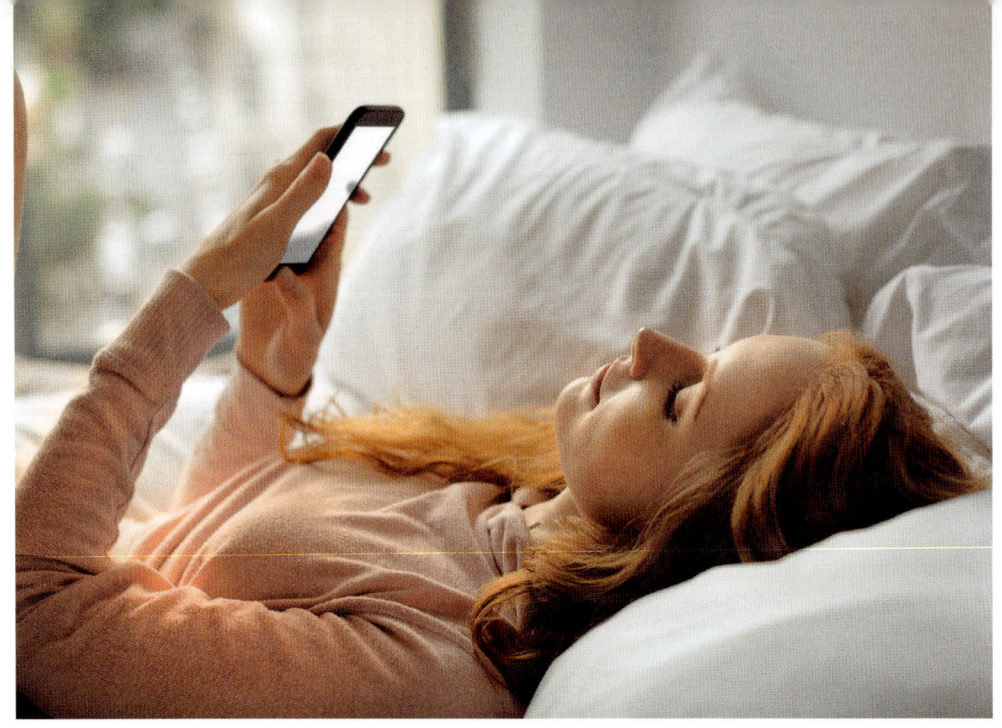

# ENTDECKEN SIE DIE MÖGLICHKEITEN

## KOMBINATIONEN AUS NFP UND BARRIEREMETHODEN

Ein Grund, Barriere- und Zeitwahlmethoden miteinander zu kombinieren, besteht ganz simpel in dem Wunsch, auch während der fruchtbaren Tage Geschlechtsverkehr zu haben, statt in dieser Zeit auf Sex zu verzichten. Zusätzlich kann es in manchen Zyklen aus verschiedenen Gründen Probleme bereiten, die

fruchtbaren Tage exakt einzugrenzen. Manchmal ist der Zeitraum, der als potenziell fruchtbar anzunehmen ist, sehr lang. Das kann an einem unregelmäßigen Zyklus liegen, aber auch an häufigen Störfaktoren, die sich aus dem Lebensstil und der Arbeit ergeben. Natürlich kann auch bei Schichtarbeit und einem unregelmäßigen Zyklus NFP in der ganz klassischen Form betrieben werden. Das bedeutet dann eben Enthaltsamkeit von Penis-in-Scheide-Sex während aller fruchtbaren Tage. Wenn viele Werte geklammert werden müssen oder aus anderen Gründen die Zyklusauswertung nicht ganz einfach ist und wenn in den Wechseljahren oder während der Stillzeit der Zyklus unzuverlässig ist, gibt es im klassischen NFP spezielle Regeln. Je nach persönlichen Zielen gibt es verschiedene Möglichkeiten. Wichtig für Sie ist es zu wissen, was Sie möchten und wo Ihre Prioritäten liegen. Und damit wären wir wieder beim Dreieck der Verhütung aus Sicherheit, Bequemlichkeit und Nebenwirkungen (siehe Seite 11).

## WO LIEGEN IHRE PRIORITÄTEN?

### Nebenwirkungen vermeiden?

Nebenwirkungen können wir vernachlässigen. Sowohl NFP als auch alle Barrieremethoden sind gut verträglich und nicht schädlich für den Körper. Kinderkrankheiten sind mittlerweile ausgemerzt, selbst Quecksilberthermometer sind seit einigen Jahren in der EU verboten. Wenn ein Thermometer heute herunterfällt, geht es einfach nur kaputt, ohne dabei weiteren Schaden anzurichten. Die einzige Nebenwirkung, die auftreten kann, betrifft tatsächlich nur Ihr Portemonnaie: Möglicherweise geben Sie viel Geld für einen cool aussehenden Verhütungscomputer aus, den Sie dann doch nicht nutzen.

### Sie möchten auf gar keinen Fall schwanger werden?

In einer Studie zur Mixanwendung von NFP mit Barrieremethoden wie Diaphragma oder Kondom war die Schwangerschaftsrate genau so hoch wie bei der ausschließlichen Verhütung mit einem Diaphragma und betrug 1,2 Prozent pro Jahr und nicht die deutlich geringeren unter 0,6 Prozent (Sensiplan®) bei Enthaltsamkeit an allen fruchtbaren Tagen. Das schwächere Glied in der Kette ist hier die Barrieremethode. Obwohl sich verglichen mit anderen Methoden auch die Mixanwendung in puncto Sicherheit nicht zu verstecken braucht.

Aber es stimmt: Die Schwangerschaftsrate bei ausschließlicher Anwendung von NFP geht gegen null, wenn grundsätzlich nur nach dem Eisprung Sex mit Penis-in-Scheide stattfindet. Die wenigen Schwangerschaften sind immer bei ungeschütztem Verkehr in der Phase vor dem Eisprung aufgetreten.

Um auch die wenigen Schwangerschaften ausschließen zu können, die bei korrekt ausgeführtem NFP, wie es in diesem Buch beschrieben wird, trotzdem auftreten können, wird ab Anfang des Zyklus zusätzlich ein Diaphragma oder Kondom verwendet. An den fruchtbaren Tagen erfolgt ein Samenerguss in die Scheide nur mit doppelter Sicherung, das heißt mit Diaphragma und Kondom. In der hochfruchtbaren Zeit werden also zwei Barrieremethoden miteinander kombiniert. Verlassen Sie sich nur auf ein Diaphragma, das professionell angepasst wurde, und verwenden Sie ausschließlich Markenkondome.

## KLASSISCHES NFP »RETRO«

Für die klassische Methode brauchen Sie nur wenige Hilfsmittel: Nehmen Sie sich ein Zyklusblatt (eine Kopiervorlage finden Sie in der hinteren Umschlagklappe), besorgen Sie sich ein gutes Thermometer und einen Stift und führen Sie Ihre Kurven nach den Regeln von NFP. Das ist nicht altbacken, sondern ein seit Jahrzehnten bewährtes System, das nebenbei noch sehr kostengünstig ist. Wenn Sie nach dem Eisprung freigeben, spart das deutlich Diaphragmagel im Vergleich zu ständiger Nutzung. Wir sagen in der Praxis im-

mer, was gut funktioniert, muss nicht repariert werden. Es spricht also nichts dagegen, die klassische Methode anzuwenden, die durch aktuelle Forschung noch deutlich besser und sicherer geworden ist. Kein Vergleich zu den 80ern, als ich mein erstes Thermometer zu diesem Zweck kaufte.

## KLASSISCHES NFP »MODERN«

Wer es analog nicht so gerne mag, sondern eher auf digitale Datenerhebung setzt, kombiniert je nach Fruchtbarkeitsstatus Barrieremethoden wie Diaphragma oder Kondom mit einem modernen Tool.

### Verhütungscomputer

Stiftung Warentest hat vor einigen Jahren festgestellt, dass eine Frau, die weiß, wie sie NFP mit Thermometer, Papier und Stift richtig anwendet, jeden der zu diesem Zeitpnkt verfügbaren Zykluscomputer in Sachen Verhütungssicherheit um Längen schlägt. Egal was Ihnen Hochglanzbroschüren oder begeisterte Bloggerinnen auf Social-Media-Kanälen erzählen, es lohnt sich, bei der Auswahl geeigneter Verhütungstools genau hinzusehen. Es gibt mittlerweile sehr gute Zykluscomputer, die symptothermal nach NFP auswerten und nicht nur einen Messfühler für die Basaltemperatur haben, sondern auch die Eingabe von Muttermundschleim und anderen Symptomen erlauben. Empfehlenswert ist beispielsweise der Cyclotest MyWay®.

*Für klassisches NFP brauchen Sie nur einen Stift, ein Zyklusblatt und ein gutes Thermometer.*

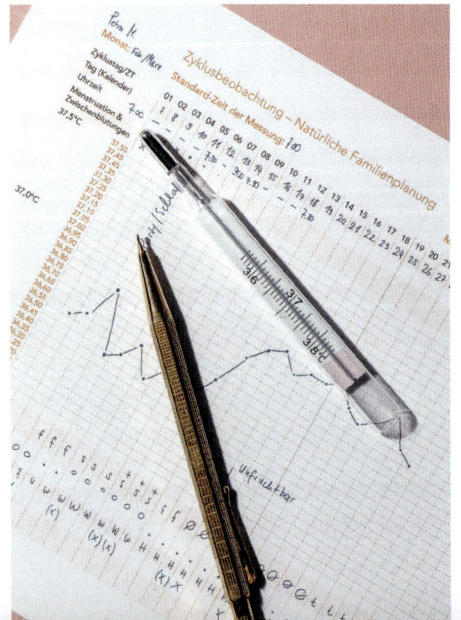

Wenn Sie sich für einen guten monosymptomalen Computer entscheiden wie etwa den Daysy®, müssen Sie unbedingt in Betracht ziehen, dass diese nur berechnen, wann der Eisprung kommt, und die Rechnung erst nach etwa einem halben Jahr annähernd exakt wird, wenn das Gerät Ihren individuellen Zyklus kennengelernt hat. Aber selbst dann wird der kommende Eisprung nur hochgerechnet und nicht aus Zeichen des aktuell laufenden Zyklus ermittelt. Zeichnen Sie daher auf jeden Fall zusätzlich Ihr Schleimsymptom oder andere Muttermundzeichen auf, um nicht von einem unerwartet frühen Eisprung überrascht zu werden. Die meisten Schwangerschaften bei Frauen, die alleine mit einem monosymptomalen Computer verhüten, entstehen in den ersten drei bis sechs Monaten.

### Der Einsatz von Apps

Wenn Sie eine App verwenden wollen, halten Sie sich an eine, die nach einer gesicherten Form von NFP auswertet, und lesen Sie unbedingt das Kleingedruckte in den AGBs. Mehr Informationen zu Apps finden Sie unter »Sicher und simpel verhüten mit Apps und Tools?« auf Seite 110. Konkrete Produktempfehlungen finden Sie ab Seite 121. Bitte bedenken Sie, dass kein Computer und keine App, egal wie gut sie funktionieren, Ihre individuelle Reaktion auf Störfaktoren einordnen kann. Bei unklaren Ergebnissen sollten Sie im Zweifelsfall lieber so lange ein Diaphragma verwenden, bis Sie unter Einbe-

ziehung aller Faktoren guten Gewissens freigeben können. Nur so bleiben Ihnen unliebsame Überraschungen in Form einer ungeplanten Schwangerschaft erspart.

## Wenn Sie es supersicher wollen, müssen Sie pingelig sein!

Mit Aussagen wie »erwiesene Sicherheit« oder »Es gibt da eine Studie« ist es leider nicht getan. Gerade wenn in Herstellerangaben oder in der Werbung Studien erwähnt werden, ist es wichtig zu wissen, dass die Existenz einer Studie alleine kein Garant für eine hohe Verhütungssicherheit ist. Bleiben Sie kritisch! Folgende Fragen sollten Sie sich stellen, bevor Sie den Angaben eines Herstellers vertrauen: Ist die Qualität der Studie

*Zykluscomputer und Apps sind nur so gut wie die Daten, mit denen sie gefüttert werden.*

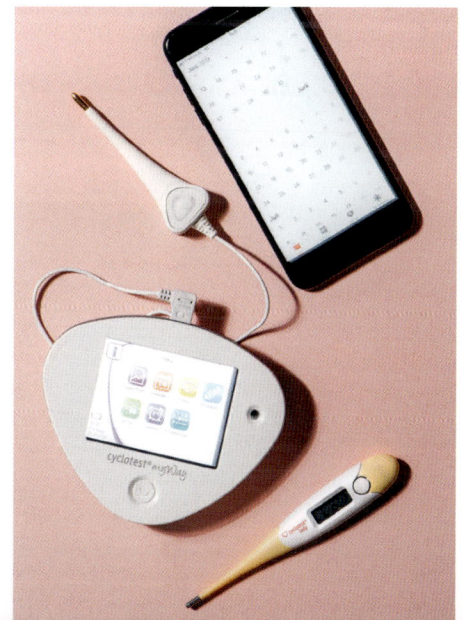

hoch? Wie viele Frauen haben an der Studie teilgenommen und über welchen Zeitraum erstreckte sich die Untersuchung? Wurden aus der Studie ausscheidende Frauen nachverfolgt? Wurde nachgefragt, warum die Methode für sie nicht geeignet war? Es gibt viele Fragen. Und eine ganz wichtige lautet: Wurden eventuell Daten nachträglich aus der Auswertung herausgenommen?

Es gibt tolle, zuverlässige Forschung, aber heute ist in der Wirtschaft (und nicht nur da) leider oft ein sehr laxer Umgang mit Daten Usus – die unschöne Praktik einiger Hersteller, nicht nur von Verhütungstools. Die Rechnung für dieses Vorgehen zahlen allerdings nicht die Produzenten, sondern die Verbraucher, in diesem Fall die Frauen, die schwanger werden, obwohl sie ihr Leben ganz anders geplant hatten.

Für den Produzenten ist es ja auch sehr einfach, sich Daten »auszuleihen«, die ein anderer sorgfältig erhoben hat. Ich lese immer wieder auf den Seiten diverser Verhütungstools die Aussage: NFP hat die geniale Schwangerschaftsrate von 0,6 Prozent. Und ja: Das stimmt. Allerdings ist das nur für Sensiplan® wissenschaftlich überprüft und gilt empirisch für andere sichere und seit Jahrzehnten bewährte Systeme wie NER. Diese Zahl kann aber nicht einfach herangezogen werden, um eine neue, weder erprobte noch erforschte App zu bewerben. Oft werden hierbei nicht einmal Äpfel und Birnen verglichen, sondern Äpfel und Kartoffeln.

## SICHER UND ENTSPANNT VERHÜTEN

Was wir unseren Patientinnen nahelegen, die mit einer geringen Restwahrscheinlichkeit für eine Schwangerschaft leben können, ist ganz simpel, klassisches NFP »Retro« mit Thermometer beziehungsweise »modern« mit Computer oder einer guten NFP-App und an den fruchtbaren Tagen die zusätzliche Verhütung mit einem Diaphragma oder Kondom. Die Alternative dazu: Sie einigen sich gemeinsam mit Ihrem Partner auf einen konsequenten Diaphragma-Gebrauch ohne NFP. Das ist einfach und praktisch.

Es gibt wenige Studien zu Mixanwendungen. Die oben erwähnte wurde mit Frauen durchgeführt, die bereits seit einiger Zeit NFP angewendet haben, ihren Körper kannten und genau wussten, was sie taten beziehungsweise wann sie fruchtbar waren. Mit dieser Kombination haben wir in den dreizehn Jahren, in denen ich meine Praxis habe, so gut wie keine wirklich ungewollte Schwangerschaft erlebt. Ja, es gab einige Schwangerschaften, aber die traten immer nach einer bewussten Regelverletzung auf: Zum Beispiel wurde mit dem Einsatz des Diaphragmas eher spät im Zyklus begonnen, ohne wirklich auf Schleim und Muttermund zu achten. Entweder kehrte nach einigen Jahren NFP ein gewisser Schlendrian à la »Ich kenne doch jetzt meinen Körper« ein oder ein mehr oder weniger ambivalenter Kinderwunsch brach sich Bahn: »Ja, eigentlich wollten wir noch ein Jahr warten mit einem Baby, aber so ist es auch in Ordnung!« oder »Ich war mir nicht ganz sicher, ob mir zwei Kinder reichen, und sie werden so schnell groß!« … Wenn Sie NFP gründlich gelernt haben und das Handling mit dem Diaphragma klappt, wissen Sie selbst, wann Sie mit dem Feuer spielen und wann Sie der Chance auf Familienzuwachs mehr Raum geben.

## Kooperation in der Partnerschaft ist wichtig

NFP wird oft auch als »kooperative« Methode bezeichnet, da ihr sicheres Funktionieren von der Kooperation des Mannes abhängt, der während der fruchtbaren Tage entweder die Abstinenz mitträgt oder zumindest mit der Verwendung von Barrieremethoden einverstanden ist. Natürliche Verhütung bedeutet in der Partnerschaft, miteinander zu reden und sich auszutauschen.

Das bezieht sich auch auf Veränderungen, wie Sie die Methoden handhaben. Bemerken Sie, dass Sie schludrig werden, weil Sie keine Lust mehr zum Messen und Beobachten haben oder weil der Kinderwunsch im Hinterkopf zu tickern beginnt, dann müssen Sie dies Ihrem Liebsten mitteilen. Natürliche Verhütung bedeutet, die Verantwortung zu teilen, und wenn Ihr Liebster weiß, dass Sie das Thema Verhütung »entspannter« angehen, steht es ihm frei, Kondome zu kaufen, wenn das Thema »Vaterwerden« gerade so gar nicht auf seiner Agenda steht.

## NFP aus Männersicht

Die Verwendung von Barrieremethoden in Kombination mit NFP ist nicht nur die Entscheidung der Frau, die natürlich verhüten möchte, um negative Einflüsse auf ihren Körper zu vermeiden. Sie hat auch für den beteiligten Partner einige Auswirkungen. Viele Männer begrüßen es tatsächlich, in das Thema mit eingebunden zu werden. Andere sträuben sich am Anfang, denn es war doch so praktisch, dass die Partnerin mit Pille oder Spirale immer »fix und fertig« verhütete und Sex ohne weitere Vorbereitungen jederzeit möglich war.

Langfristig führt natürliche Verhütung aber nicht nur bei den Frauen zu einer besseren Wahrnehmung und einem tieferen Verständnis des eigenen Körpers, sondern die Kommunikation des Paares über Sexualität, die jeweiligen eigenen Bedürfnisse und die Wünsche des anderen wird intensiver. Ist es uns genug, während der fruchtbaren Phase nur zu kuscheln oder Sex ohne Genitalkontakt zu haben, ist das vielleicht eine Gelegenheit, andere und neue Wege der körperlichen Nähe zu erkunden.

## Max L.: »Ein Fest in jedem Zyklus«

Ich war ganz begeistert, als meine Freundin nach Hause kam und sagte, sie habe eine Frauenärztin gefunden, die sie dabei unterstützt, ohne Hormone zu verhüten. Wie oft hatte Susi in der Pillenpause mit heftigen Kopfschmerzen flachgelegen! Auch hatten wir schon länger den Verdacht, dass ihre oft gedrückte Stimmung und die geringe Lust auf Sex mit der Pille in Zusammenhang stehen könnten. Als ihre Schwester dann den Zeitungsartikel mitbrachte, dass Präparate mit dem Wirkstoff Drospirenon ein erhöhtes Thromboserisiko verursachen können, war es Zeit, nach Alternativen zu suchen.

Nicht nur, dass es meiner Freundin seit dem Absetzen der Pille körperlich besser geht und sie viel lebendiger wirkt, wir sind uns seitdem auch nähergekommen. Ich kann sie unterstützen, indem ich in der hochfruchtbaren Zeit zusätzlich Kondome verwende, auch wenn sie ein Diaphragma benutzt. Aber wir haben beschlossen, dass wir in den nächsten drei Jahren definitiv keine Kinder wollen. Und es ist in jedem Zyklus ein Fest, wenn Susi sagt: »Freigegeben, du kannst die Gummis jetzt weglassen.« Ja, ganz ehrlich, da freue ich mich immer drauf!

## SICHER UND SIMPEL VERHÜTEN MIT APPS UND TOOLS?

»Ich möchte eine Verhütung, die gleichzeitig sehr sicher und ganz simpel ist!« So leid es mir tut: Diese Wünsche schließen sich leider einfach aus. Aber es gibt Phasen im Leben einer Frau, in denen eine Schwangerschaft nicht gerade aktiv gewünscht wird, aber auch kein ganz großes Drama wäre. Wir sehen in der Praxis oft Patientinnen, die Mitte bis Ende zwanzig »pillenmüde« geworden sind und sagen, sie würden noch ein bis zwei Jahre verhüten wollen, aber ein Kind wäre keine gefühlte Katastrophe mehr. Meist antworte ich, dass Kinder ohnehin keine Katastrophen sind, die Frage ist ja eher, ob sie in die aktuelle Lebenssituation passen.

Wenn die Ausbildung fertig und die Partnerschaft gefestigt ist, aber noch ein paar Fernreisen oder eine Weiterbildung auf dem Programm stehen, bevor die Familienplanung beginnt, ist Platz für die meisten Apps und Tools, die keinen so hohen Sicherheitsstandard haben. Denn weder die USA noch Neuseeland laufen davon – und weiterbilden kann man sich ein Leben lang. Gerade für Frauen, die keine Bilderbuchzyklen haben,

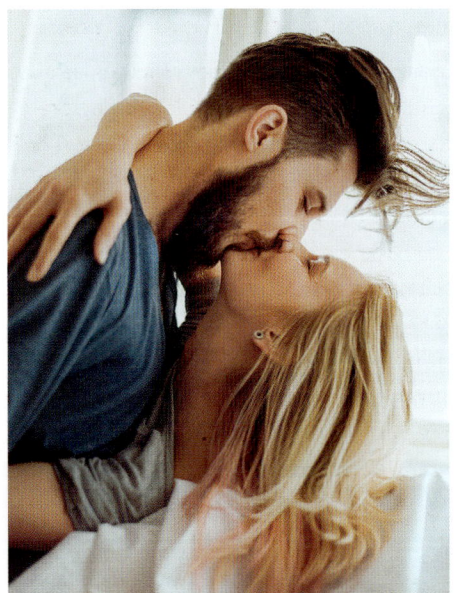

*Ist die Hochlage nach dem Eisprung drei Tage stabil, können Sie »freigeben«. Für viele ein Fest!*

kann die Wahrscheinlichkeit für eine Schwangerschaft bei dieser Variante jedoch recht groß sein. Der große Vorteil jeder Form von Zyklustracking ist, dass Frauen schon genauer wissen, wann sie schwanger werden können, wenn der Kinderwunsch aktuell wird.

## Morgenurin und Teststreifen

Es gibt Computer, die Hormonabbauprodukte im Urin messen. Da der Anstieg der gemessenen Hormone im ersten Morgenurin teilweise erst zwei bis drei Tage vor dem Eisprung erfolgt, ist die Vorwarnzeit zu gering, um alle Spermien am langen Arm verhungern zu lassen. Die Computer berechnen daher den nahenden Eisprung aus den vorangegangenen Zyklen. Auch das hat natürlich seine Fallstricke, wenn noch keine Daten aus mehreren Zyklen vorhanden sind. Denn dann werden die Rechenregeln für Dora Durchschnitt angewendet.

Eine unzureichende Vorwarnzeit gilt auch für die Verwendung von LH-Tests. Sie sind eigentlich nur geeignet, um den Eisprung festzulegen, wenn in der ersten Zyklushälfte konsequent ein Diaphragma oder Kondom verwendet wird und die Barriere erst nach dem Eisprung wegfällt. Frustrierend für Kinderwunschpatientinnen ist, dass ein Teil der Teststreifen den Eisprung zu spät anzeigt, da bei etwa einem Viertel der Frauen die maximale LH-Ausscheidung erst kurz nach dem Eisprung auftritt. Werden diese Streifen nicht zur Familienplanung, sondern zur Verhütung genutzt, ist diese Eigenschaft aber eher als Vorteil anzusehen.

Allerdings haben die Teststreifen einige Nachteile: Frauen, die ohnehin einen relativ hohen Blutspiegel des luteinisierendes Hormones (LH) haben, wie es beim Polyzystischen-Ovar-Syndrom (PCO) oder bei Frauen, die sich den Wechseljahren nähern, vorkommt, haben viele falsch positive Anzeigen. Der LH-Anstieg beziehungsweise die folgende vermehrte Ausscheidung im Urin sind kein definitiver Nachweis dafür, dass ein Eisprung auch tatsächlich stattgefunden hat. Dieser wird nur durch eine ausgeprägte Hochlage der Temperatur sicher ermittelt.

## Apps mit und ohne Thermometer

Es gibt mittlerweile auf dem Markt ein großes Angebot an technischen Tools, die versprechen, dass das komplizierte Erlernen von NFP mit ihrer Hilfe entfallen kann.

Ganz persönlich denke ich immer: »Für wie blöd halten die mich?«, wenn in einem Werbevideo für ein Tool erzählt wird, dass NFP kompliziert und schwierig sei. Auch wenn ich von Natur aus blond bin, mittlerweile mit Graustich, habe ich mir mit 18 ein Thermometer, einen Stift und ein entsprechendes Anleitungsbuch gekauft und meinen Zyklus seitdem aufgezeichnet. Für die fruchtbaren Tage gab es Kondome oder später das Diaphragma. Und – oh Wunder – tatsächlich wurde ich wie geplant während meines Medizinstudiums nicht schwanger.

Natürliche Verhütung ist einfacher, als viele Frauen denken, und es ist lohnenswert, sich mit dem eignen Körper, der Gesundheit und dem eignen Zyklus auseinanderzusetzen. Wenn ich das Nachverfolgen meines Zyklus einer App überlasse, ist für mich immer fraglich, wie viel direkte Erfahrung der Körperlichkeit übrigbleibt.

Grundsätzlich sollten an jede App einige Fragen gestellt werden, bevor sie installiert und in Betrieb genommen wird: Verhütet sie zuverlässig? Welche Daten möchte die App haben und welche wertet sie aus? Berücksichtigt sie

- Basaltemperatur,
- Muttermundschleim,
- Muttermundbeschaffenheit
- und die Zykluslänge der letzten Monate?

Denn nur wenn diese Punkte erfüllt sind, kann von einer gewissen Verhütungssicherheit ausgegangen werden.

Sie müssen wirklich aufmerksam sein, denn es gibt tatsächlich eine App, die das für NFP so wichtige Schleimsymptom zwar abfragt, bei der Auswertung dann aber nicht berücksichtigt. Wie sinnvoll das ist, können Sie mittlerweile sicher selbst beurteilen.

## WELCHER ALGORITHMUS LIEGT ZUGRUNDE?

Wenn Sie eine App nutzen wollen, sollten Sie vor der Nutzung recherchieren, welcher Algorithmus den Berechnungen zugrunde liegt: Sensiplan®, NER nach Rötzer, eine andere bewährte symptothermale Methode wie FAM nach Toni Weschler (TCOYF = Taking Care Of Your Fertility)? Dass die Werbung verspricht, der Algorithmus sei »clever«, reicht nicht aus. Sie müssen nachvollziehen können, nach welchem System Ihre Daten ausgewertet werden und ob Ihnen die Sicherheit reicht, die diese Methode bietet. Es gibt beispielsweise eine App, bei der Sie den Algorithmus aus über zehn verschiedenen Systemen selbst wählen können. Glauben Sie mir, ich bin schon sehr lange im Bereich natürliche Verhütung unterwegs und von zwei Systemen hatte ich noch nie zuvor gehört.

Werden die Daten des aktuellen Zyklus verwendet, um das fruchtbare Fenster zu ermitteln, oder »berechnet« (geht gar nicht!) die App die fruchtbaren Tage aus den vorangegangenen Zyklen? Wenn Letzteres zutrifft, handelt es sich also lediglich um eine Hochrechnung, die auf Basis der vergangenen Zyklen den wahrscheinlichsten Tag für den Eisprung im aktuellen Zyklus ermittelt.

## ZUVERLÄSSIGE INFORMATIONEN

Gibt die App selbst oder das dazugehörige Portal eine klare, detaillierte Anleitung zu NFP sowie Hinweise dazu, wo weitergehende Hilfen, Austausch und gegebenenfalls Beratungen zu finden sind (Foren, qualifizierte Beraterinnen)?

Gibt es klare Angaben dazu, dass die App eine gewisse »Lernphase« benötigt und dass in den ersten Zyklen längere potenziell fruchtbare Phasen zu erwarten sind? Oder wird eventuell ab der ersten Eingabe des Menstruationsdatums zwischen fruchtbar und unfruchtbar unterschieden? Letzteres ist ein ernst zu nehmender Hinweis darauf, dass die App auf der Grundlage unseriöser Datenerhebung arbeitet. Sie dürfen dann nicht von einer sicheren Verhütung ausgehen.

Wichtig ist auch, dass keine offensichtlich medizinisch falschen Informationen auf der App oder dem dazugehörigen Portal enthalten sind – für medizinische Laien nicht immer leicht zu erkennen.

### DATENSICHERHEIT

Schauen Sie ruhig auch mal im Kleingedruckten nach, ob die Daten nicht nur gespeichert, sondern auch zur Auswertung durch Dritte herangezogen werden. Wie geht die App mit den Daten der Nutzerin um, muss die Weitergabe von Daten explizit erlaubt werden? Oder steht im Kleingedruckten, dass persönliche Daten an Dritte wie Businesspartner, Affiliates oder Ähnliche weitergegeben werden können? Wenn der Anbieter einer App nicht in Europa ansässig ist, unterliegt er nicht der Datenschutz-Grundverordnung (DSGVO). Das heißt, er ist nicht gezwungen, eine Datenweitergabe von der Nutzerin ausdrücklich genehmigen zu lassen.

Koppelt sich die App automatisch an soziale Netze wie Facebook oder Suchmaschinen wie Google? Einige Apps schlagen vor, dass die Anwenderin so auf leicht erreichbarem

Weg informiert werden kann. Aber wissen Sie, wo Ihre Daten dann auftauchen? Und wer diese Informationen für Marketing und Marktanalysen nutzt?

Es ist schon vorgekommen, dass Frauen, die eine (in Fachkreisen als eher unzuverlässig bekannte) App benutzt haben, in sozialen Netzwerken plötzlich ganz viel Werbung für niedliche Babystrampler und Stilleinlagen gezeigt bekamen. Ups!

Gibt es eine Angabe zur langfristigen Finanzierung, wer steht hinter der App? Wenn es dazu keine Angaben gibt, kann die Firma bei finanziellen Engpässen eher geneigt sein, Daten zu verkaufen. Gesundheitsbezogene Daten sind ein hoch gehandeltes Gut!

Wenn die App oder das dazugehörige Portal angeben, die Daten würden zu Forschungszwecken gesammelt: Gibt es eine Angabe des Instituts oder der Universität, die dahintersteht? Oder geht es mehr um das private Forschungsinteresse der Entwickler? Auch hier stellt sich die Frage, wo Ihre Daten in Wirklichkeit landen.

Von jeder digitalen Anwendung, in der eine Frau so persönliche Daten wie fruchtbare Phasen, Menstruation, Sexualkontakte, Stimmung, Depressivität und Störfaktoren wie Alkoholkonsum einträgt, muss gewährleistet sein, das die Daten weder vom Anbieter noch von Dritten ausgebeutet werden.

Die Stiftung Warentest hat 2017 bei 14 von 23 Zyklus-Apps das Weitergabeverhalten bezüglich der Daten als kritisch eingestuft.

## UND DENNOCH: APPS UND TOOLS SIND GEKOMMEN, UM ZU BLEIBEN

Die Zukunft von NFP und natürlicher Verhütung liegt ganz deutlich in der Nutzung oder zumindest teilweisen Anwendung von elektronischen Helfern. Es gibt tolle Tools und spannende Entwicklungen. Allerdings sind es nicht immer die Geräte oder Anwendungen, die ein cooles Design haben, die tatsächlich zuverlässig das tun, was sie sollen, nämlich genau sagen, wann wir fruchtbar sind. Auch ein hoher Preis ist nicht unbedingt ein Hinweis auf bessere Verhütungssicherheit. Für medizinische Laien ist es oft schwer, herauszufinden, welche Apps und Tools die sichersten sind, sowohl zur Verhütung als auch in Bezug auf die sensiblen Daten. Ab Seite 121 finden Sie unsere Empfehlungen.

Neue Messformen, wie die dauerhafte Temperaturmessung in der Scheide über Nacht, müssen erst noch beforscht werden. Unklar ist, ob die tiefste Nachttemperatur in Sachen Verhütung wirklich das gleiche leistet wie die morgendliche Aufwachtemperatur – auch wenn es schon sehr positive Erfahrungen mit diesem Verfahren im NFP-Forum gibt.

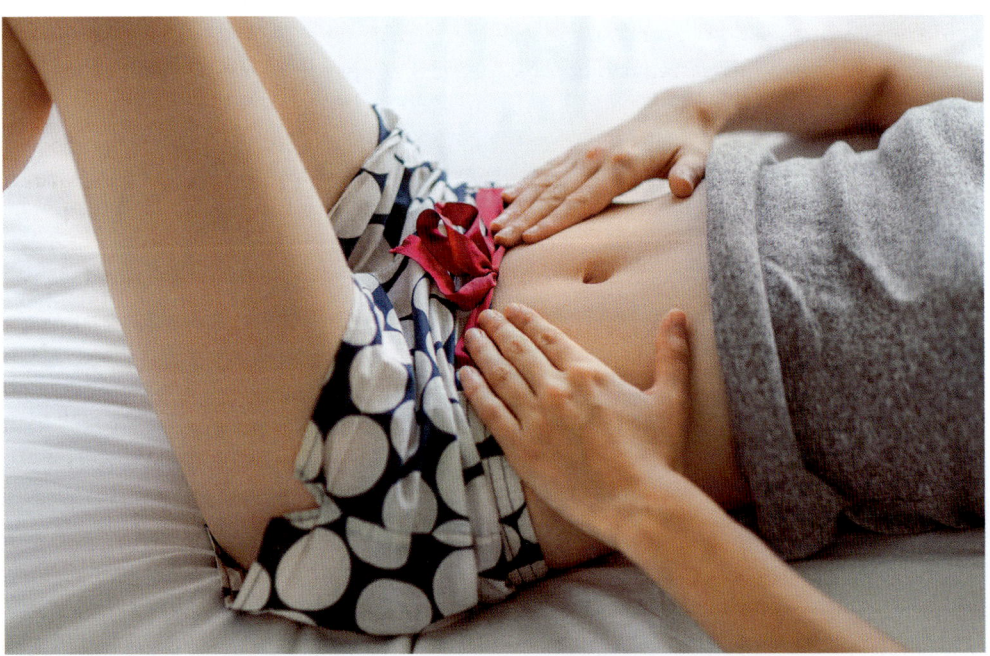

*Natürlich verhüten funktioniert auch digital – perfekt für moderne junge Frauen, die selbstbestimmt leben wollen.*

## UMSTEIGEN VON ANDEREN VERHÜTUNGSMETHODEN

### Kupferspirale und Co.

Am einfachsten ist der Wechsel von einer kupferbasierten Methode, wie Spirale, Kette oder Ball, da diese weder die Temperatur noch die Muttermundsymptome beeinflussen. Sie können Ihre Zyklen schon in den Monaten vor dem Entfernen aufzeichnen und später zur Berechnung der fruchtbaren Tage heranziehen, da der Zyklus nicht verändert wurde. Auch das Einsetzen und Entfernen eines Diaphragmas kann mit liegender Spirale geübt werden. Und wenn Sie sich mit Diaphragma und/oder NFP sicher fühlen, können Sie sich die Spirale ziehen lassen und nahtlos mit Ihrer neuen Verhütung beginnen.

### Pille und Co.

Wechseln Sie von einer hormonellen Verhütungsmethode, egal ob Pille, Scheidenring, Hormonspirale oder Implantat, können Sie Ihre Zyklusdaten nicht verwerten und NFP nicht »trocken« üben. Nein, das ist kein Kalauer: Eine der Wirkungen jeder hormonellen Verhütung ist das Eindicken und Trockenlegen des Muttermundschleims, der dadurch undurchdringlich für Spermien wird. Nicht jede Form von hormoneller Verhütung unterdrückt komplett die Aktivität der Eierstöcke, dennoch sind auch bei der Hormonspirale die Temperatur und die Muttermundzeichen auch zum Üben nicht verwertbar.

Das Einsetzen und Entfernen von Diaphragma oder Kappe kann aber sehr wohl geübt werden. Bei uns in der Praxis empfehlen wir immer, in den ersten zwei Wochen mit dem Diaphragma eine zweite Verhütungsmethode als Back-up zu verwenden. Das kann gerne der Rest der Pillenpackung sein oder die Zeit bis zum Termin, an dem das Implantat oder die Hormonspirale entfernt wird.

### APPS UND TOOLS

Einige Apps wie MyNFP® haben die Möglichkeit einzugeben, ob der erste Zyklus ein Post-Pill-Zyklus ist. Das heißt, Sie können schon ab der Abbruchblutung beginnen, diese App für Ihre Aufzeichnungen zu nutzen. Andere Apps oder einige Zykluscomputer haben diese Funktion nicht, bitte lesen Sie dazu aufmerksam die Gebrauchsanweisung und verlassen Sie sich nur darauf, dass unter anderem die Sonderregel Vier-über-sechs in der App hinterlegt und angewendet wird, wenn das Tool oder die App speziell darauf hinweist. Ansonsten starten Sie mit dem ersten natürlichen Zyklus.

---

**BEIM UMSTIEG BEACHTEN!**

Wenn Sie von der Pille oder einer anderen hormonellen Verhütung auf NFP umsteigen, gilt zur Berechnung der fruchtbaren Tage: Sie dürfen die Minus-20-Regel erst nach zwölf Zyklen anwenden.

# SO KLAPPT DER UMSTIEG VON DER PILLE ZUR HORMONFREIEN VERHÜTUNG

*Die Pille abzusetzen ist für viele Frauen ein wichtiger Schritt in Richtung auf mehr Körperbewusstsein und einen selbstbestimmten Umgang mit der eigenen Fruchtbarkeit.*

## DIE PILLE ABSETZEN

Muss ich den Blister zu Ende nehmen? Grundsätzlich kann die Pille jederzeit abgesetzt werden. Erfahrungsgemäß gibt es in den folgenden Zyklen aber häufiger Zwischenblutungen, wenn die Einnahme innerhalb der ersten zwei Wochen unterbrochen wird.

## NATÜRLICHE VERHÜTUNG

NFP funktioniert erst ab dem ersten »richtigen« Zyklus, nachdem eine vollwertige Hochlage, das heißt ein Eisprung, dokumentiert wurde. Die Abbruchblutung nach Hormonspirale oder anderen Gestagenmethoden kann später eintreten als nach Absetzen der Pille. Nehmen Sie daher Fruchtbarkeit an, sobald Sie aufhören, die Pille einzunehmen.

## AUF DIE SIGNALE DES KÖRPERS ACHTEN

Nach Absetzen der hormonellen Verhütung sollten Sie den Muttermundschleim beachten, die Muttermundbeschaffenheit erkunden und Aufzeichnungen über die unsicheren Körperzeichen führen, um ein Gefühl für die Abläufe in Ihrem Zyklus zu bekommen.

## NICHT VERKRAMPFEN

Vielleicht dauert es etwas, bis der Zyklus wieder regelmäßig wird. Von Frau zu Frau ist es sehr unterschiedlich, wie schnell sich der Zyklus nach dem Absetzen wieder einpendelt. Geben Sie Ihrem Körper Zeit, vertrauen Sie darauf, dass der weibliche Körper sehr starke Fähigkeiten zur Selbstregulation besitzt. Von wenigen Ausnahmen abgesehen, dauert es maximal neun Monate, bis sich der Zyklus wieder einstellt.

## BARRIEREMETHODEN VERWENDEN

Verwenden Sie zusätzliche Verhütungsmethoden wie Kondom, Diaphragma oder Kappe, bis Sie die Regeln von NFP sicher anwenden können und sich wohl damit fühlen. Es ist sinnvoll, zunächst in der zweiten Zyklushälfte nach dem Eisprung freizugeben und das Diaphragma wegzulassen. In den ersten Monaten nach Absetzen der Pille können frühe Eisprünge vorkommen und Sie haben nicht genug Aufzeichnungen von hormonell nicht beeinflussten Zyklen zur Anwendung der Rechenregeln.

## WÜNSCHE UND WORTE AUF DEM WEITEREN WEG

Sie haben jetzt einen Überblick erhalten über verschiedene Möglichkeiten, natürlich und hormonfrei zu verhüten, und sich über gängige Zeitwahlmethoden von sicher und bewährt bis hin zu neu und praktisch, aber teils noch sehr unerforscht, informiert. Die direkten Empfehlungen für Tools und Apps, die wir unseren Patientinnen in der Praxis mitgeben, finden Sie im Anhang ab Seite 120. Zusätzlich haben Sie in diesem Buch ein grundlegendes Wissen über die Möglichkeiten und die Verwendung von weiblichen Barrieremethoden bekommen. Jetzt ist es an Ihnen, Ihre Wahl zu treffen: Was möchten Sie, wie sind Ihre Prioritäten, um natürlich zu verhüten und Ihren Körper besser kennen und verstehen zu lernen?

Ich wünsche Ihnen auf dieser Reise zu sich selbst alles Gute. Nehmen Sie Ihre Fruchtbarkeit selbstbestimmt in die eigenen Hände! Sprechen Sie auch mit Ihrem Partner über Ihre Wahl, lassen Sie ihn teilhaben. Natürliche Verhütung ist eine Entscheidung, die sich sehr positiv auf Ihre Beziehung auswirken kann, nicht nur in Bezug auf das Sexualleben. Ich würde mir wünschen, dass Frauen nicht nur mit ihren Partnern mehr über Verhütung reden und die Verantwortung gemeinsam tragen, sondern auch dass Frauen mit- und untereinander offen über Themen sprechen, die unsere Gesundheit und einen guten Umgang mit unserer Körperlichkeit betreffen.

*»Genießen Sie eine selbstbestimmte Sexualität und nehmen Sie Ihre Fruchtbarkeit in die eignen Hände!«*

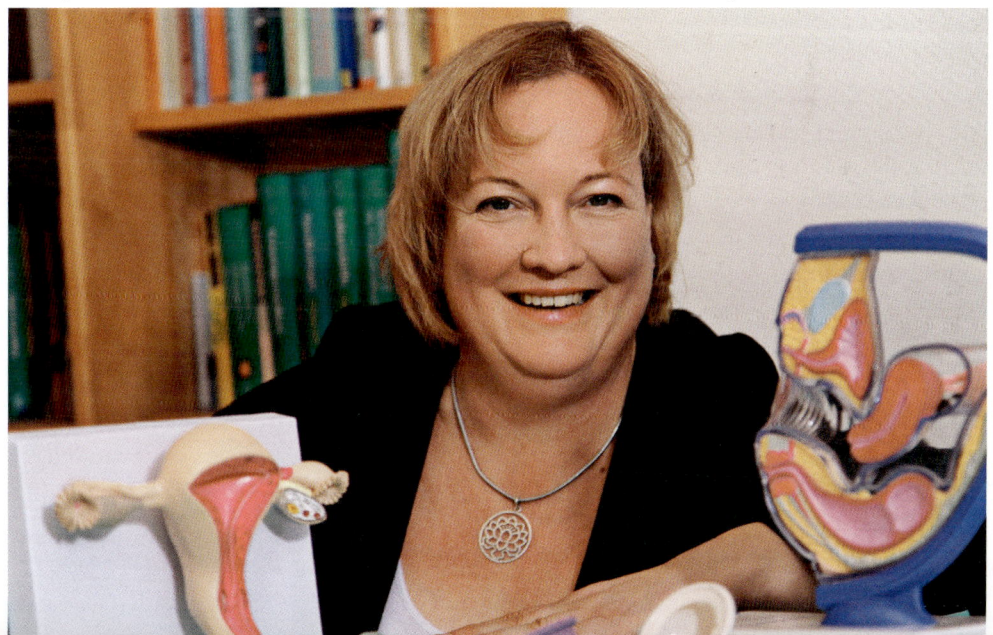

# GLOSSAR

### Barrieremethoden
Verhütung, die funktioniert, indem eine Barriere Eizelle und Samenzellen daran hindert, zusammenzukommen: Kondome für Mann und Frau, Diaphragmen und Portiokappen. Bei den beiden Letztgenannten muss zusätzlich ein Gel verwendet werden, da die Barriere nicht hundertprozentig abdichtet.

### Basaltemperatur
Die morgendliche Aufwachtemperatur, Grundlage für die Temperaturkurve bei Symptothermaler Verhütung.

### Brustsymptom
Veränderungen der Brust wie Spannungsgefühle oder erhöhte Empfindlichkeit der Brustwarzen, die anzeigen, dass die Hormonlage sich verändert hat. Kein sicheres Eisprungsymptom.

### Caya®
Einheitsgrößen-Diaphragma, das ca. 85 Prozent der Frauen passt. Auch wenn das Caya® entwickelt wurde, um Frauen von einer Anpassung durch medizinisches Personal unabhängig zu machen: Eine optimale Verhütungssicherheit haben Sie nur, wenn der Sitz überprüft wurde.

### Diaphragma
Barrieremethode für Frauen, die zusammen mit einem spermienhemmenden Gel verwendet wird. Das Diaphragma wird vor dem Geschlechtsverkehr über dem Muttermund platziert.

### Diaphragmagel
Spermienhemmendes Gel, das die Samenzellen unbeweglich macht, auch wenn sich welche am Rand des Diaphragmas vorbeischlängeln sollten.

### FemCap®
Portiokappe, die in drei Größen erhältlich ist. Die Sicherheit steht und fällt mit der Anpassung.

### freigeben
Wenn nach Auswertung des Zyklusblatts die fruchtbaren Tage vorüber sind, wird für ungeschützten Geschlechtsverkehr freigegeben, bis wieder Fruchtbarkeit angenommen werden muss.

### fruchtbare Tage
Die Tage, an denen ungeschützter Geschlechtsverkehr zu einer Schwangerschaft führen kann. Es sind nur sechs Tage pro Zyklus, aber die müssen sehr exakt bestimmt werden z. B. durch Symptothermale Methoden.

### Hochlage
Phase der höheren Temperatur, die 10 bis 16 Tage lang anhält und die zeigt, dass der Gelbkörper aktiv ist. Unfruchtbare Zeit nach dem Eisprung.

### Mittelschmerz
Ziehen oder Druck im Unterbauch, kein sicheres Eisprungzeichen.

### Muttermund
Der Teil der Gebärmutter, aus dem die Kinder schlüpfen. Der äußere Muttermund ist der Teil der Gebärmutter, der

in die Scheide hineinreicht und mit dem Finger zu tasten ist. Der Muttermund verändert im Zyklusverlauf seine Position und seine Konsistenz, zum Eisprung hin öffnet er sich leicht. Medizinisch wird er auch als Zervix oder Portio bezeichnet.

## Portiokappe

Barrieremethode, die nicht großflächig an der vorderen Scheidenwand liegt, wie das Diaphragma, sondern direkt auf dem Muttermund sitzt.

## Schwangerschaftsrate

Wahrscheinlichkeit, innerhalb eines Jahres schwanger zu werden. Ohne Verhütung beträgt die Schwangerschaftsrate ca. 85 Prozent.

## Tieflage

Phase der tiefen Temperatur vor dem Eisprung, in die die fruchtbaren Tage fallen.

## Zeitwahlmethoden

Verhütungsmethoden, die die fruchtbaren Tage ermitteln, an denen dann entweder kein Penis-in-Scheide-Sex ausgeübt wird (Enthaltsamkeit) oder mit der Verwendung von Barrieremethoden geschützter Sex stattfindet. Zeitwahlmethoden können supersicher und exakt angewendet werden, wie NFP nach Sensiplan®, aber auch sehr unsicher sein wie die Kalendermethode/Rechenmethode nach Knaus-Ogino mit einer Schwangerschaftsrate von bis zu 27 Prozent.

## Zervixschleim

Im Muttermund sind Drüsen, die entweder während der fruchtbaren Zeit einen samenzellennährenden, reichlichen Schleim produzieren oder ein dickliches Sekret, das weder Spermien noch Bakterien durchlässt und die Gebärmutter so vor Infektionen schützt. Die Menge und Art des Muttermundschleims lassen sichere Rückschlüsse auf die aktuell bestehende Fruchtbarkeit zu.

## Zyklustracking

Aufzeichnung des Zyklus, um Erkenntnisse über den eigenen Körper und die darin stattfindenden Abläufe zu gewinnen. Zyklustracking kann von ganz simplem Notieren des ersten Blutungstages zum Verfolgen der Zykluslänge bis zu komplexer Natürlicher Familienplanung, die viele Informationen zum gesunden oder nicht so rund laufenden Zyklus liefert, alles sein, was Frauen als Logbuch für ihre Tage verwenden. Von klassischen Zyklusblättern bis zu Tools und Apps ist vieles möglich, aber nicht alle Angebote sind zur sicheren Verhütung geeignet.

## Zyklusblatt

Die Kurvenblätter, in die in jedem Zyklus die morgendliche Basaltemperatur, die Qualität des Zervixschleims, die Beschaffenheit und Position des Muttermunds sowie zusätzliche Informationen wie Infekte, Sex (geschützt oder ungeschützt) eingetragen werden und die die Basis der Zyklusauswertung darstellen. Klassisch auf Papier mit Stift, heute auch gerne elektronisch mit Zykluscomputer oder Zyklusapp.

# BÜCHER, DIE WEITERHELFEN

*Struck, Dorothee*
Verhüten ohne Hormone:
Alternativen zu Pille & Co.
Stadelmann Verlag
**Das umfassende Standardwerk erklärt den weiblichen Organismus, die Fruchtbarkeit sowie alle Methoden der hormonfreien Verhütung, inklusive Kupferspirale und Sterilisation.**

*Arbeitsgruppe NFP (Hrsg.)*
Natürlich und sicher –
Das Praxisbuch: Familienplanung mit Sensiplan
und
Natürlich und sicher – Das Arbeitsheft: Mit Zyklusbeispielen von Pubertät bis Wechseljahre.
Beide im Trias-Verlag
**Das »Arbeitsheft« ist nützlich für Frauen, die die Auswertung an verschiedenen Beispielzyklen üben möchten, und gerade bei unregelmäßigen Zyklen oder in der Prämenopause sinnvoll. Bei regelmäßigen Zyklen reicht das »Praxisbuch« aus.**

*Berlin, Coco*
Pussy Yoga. Das Beckenbodentraining für ein erfülltes Liebesleben.
Komplett Media

*Knight, Jane*
The complete Guide to Fertility Awareness.
Routledge, London

*Gray, Miranda*
Roter Mond: Von der Kraft des weiblichen Zyklus.
Stadelmann Verlag

*Méritt, Laura*
Frauenkörper neu gesehen.
Orlanda

*Raith-Paula, Elisabeth (u. a.)*
Natürliche Familienplanung heute: Modernes Zykluswissen für Beratung und Anwendung.
Springer

## Bücher aus GRÄFE UND UNZER VERLAG
*Fleckenstein, Anne-Sophie/ Mainka, Antje*
Endlich schwanger! Alles über den Kinderwunsch und die Empfängnis.

*Fröhlich, Susanne/Kleis, Constanze*
Diese schrecklich schönen Jahre.

*Heepen, Günther H.*
Hormone natürlich regulieren.

*Lambert, Paula*
Paula kommt. Das ehrlichste Sexbuch der Welt!

*Lang-Reeves, Irene/Villinger, Thomas*
Beckenbodentraining.

*Stömer, Luisa/Wünsch, Eva*
Ebbe & Blut. Alles über die Gezeiten des weiblichen Zyklus.

*Wimmer, Johannes*
Meine Hormone - bin ich ferngesteuert? Den mächtigen Botenstoffen auf der Spur.

*Zart, Birgit*
Kinderwunsch. Die besten Rezepte, um natürlich schwanger zu werden.

# ADRESSEN, DIE WEITERHELFEN

## ProFamilia
Engagierte Verhütungs- & Sexualberatung, viele Stellen passen Diaphragmen an:
www.profamilia.de

## Bundeszentrale für gesundheitliche Aufklärung (BZgA)
Bundesweit gibt es Beratungsstellen. Hier werden häufig keine Diaphragma-Anpassungen durchgeführt, aber einige Stellen können weiterhelfen, welche Ärzte oder Hebammen in der Umgebung dies tun.

www.familienplanung.de
Familienplanungszentrum HH e.V. (FPZ)
Bei der Johanniskirche 20
22767 Hamburg
www.familienplanungszentrum.de

www.bzga.de
Über die BZgA-Suche finden Sie auch Gesundheitsämter, die kostenfreie Tests auf Geschlechtskrankheiten durchführen.

Familienplanungszentrum – BALANCE
Mauritiuskirchstraße 3
10365 Berlin-Lichtenberg / Friedrichshain
www.fpz-berlin.de

Frauengesundheitszentren, die 2018 Diaphragma-Anpassungen durchführten:
Berlin
Freiburg
München
Nürnberg
Regensburg
Stuttgart
www.frauengesundheitszentren.de

## Empfehlenswerte Thermometer & Tools

**Analoge Thermometer:**
Geratherm® Basal Thermometer.

**Digitale Thermometer:**
Domotherm® Rapid Basal Thermometer. Es ist nicht explizit für NFP ausgewiesen, misst aber sehr exakt zwei Stellen hinter dem Komma und ist daher NFP-geeignet und deutlich günstiger

als Thermometer, die speziell zur Familienplanung ausgelobt werden.

**Bluetooth-Thermometer:**
Cyclotest® MySense: Die Auswertung in der dazugehörigen App erfolgt symptothermal nicht exakt nach Sensiplan®. Da die App aber alle eingegebenen Daten transparent darstellt, kann von der Anwenderin jederzeit nach Sensiplan®-Regeln nachkontrolliert werden.

**Achtung:** Bitte verwenden Sie keine Billigthermometer aus Fernost, die laut Stiftung Warentest oft bereits bei der Auslieferung unpräzise messen. Eine genaue Messung mit zwei Nachkommastellen ist essenziell für eine sichere und natürliche Verhütung.

**Zykluscomputer, die für NFP geeignet sind:**
Cyclotest® MyWay
Momentan der einzige Zykluscomputer, der die eingegebenen Daten symptothermal auswertet.

## Empfehlenswerte Apps

Ich empfehle nur Apps, die ich selbst getestet habe und die angeben, dass sie nach den Regeln von Sensiplan® auswerten. Auch wenn Sie sich für eine andere App entscheiden, ist in Hinblick auf die Datensicherheit ein Standort in Europa sehr zu empfehlen (DSGVO). Es kann nicht angehen, dass junge Frauen eintragen, wann sie fruchtbar sind, Sex hatten und unter Umständen Alkohol konsumiert haben und diese Daten dann verkauft werden.

**MyNFP®:** Seit 2006 dabei, mit guten Basisinformationen zu NFP und Forum. www.mynfp.de

**LadyCycle®:** Der Berufsverband der Frauenärzte empfiehlt LadyCycle® als eine eher neue, Sensiplan®-konforme App. www.ladycycle.com

**Guter NFP-Blog:** Maggie aus Wien ist für mich die »Königin des Testens«. Ihre gründlichen und ehrlichen Testberichte über NFP-Tools, Thermometer, Apps und Verhütungscomputer sind Gold wert. Außerdem finden sich auf dieser Seite gute Tipps für Haut- und Haarprobleme nach dem Absetzen der Pille. www.wearetheladies.de

## Wichtige Websites

**NFP-Forum:** Unabhängiges Anwenderinnenforum für NFP, eine wahre Fundgrube für Informationen rund um natürliche Verhütung. www.nfp-forum.de

**Sensiplan®:** Sie suchen eine NFP-Beraterin, bei der Sie einen Kurs belegen können? Einigen Frauen reicht eine kurze, gründliche Einführung mit einem Buch wie diesem nicht aus. Sie möchten eine persönliche Beratung. Sensiplan® ist wissenschaftlich begründet, sehr sicher und akzeptiert die Verwendung von Barrieremethoden während der fruchtbaren Tage. www.sensiplan.de

**Sektion natürliche Fertilität:** die Forschungsgruppe zu NFP www.sektion-natuerliche-fertilitaet.de

## Zyklusblätter zum Download

Von der Praxishomepage: www.frauengesundheit-kiel.de
bei Sensiplan®: www.sensiplan-im-netz.de
MyNFP® – Vor- und Nachteile von Papier-Zyklusblättern. www.mynfp.de

## Vernetzung über soziale Medien

Es gibt mehrere Facebook-Gruppen rund um Diaphragma und Co., in denen auch Adressen für Anpassungen ausgetauscht werden.
**Auf Deutsch:** Hormonfreie Verhütung: »Diaphragma & Portiokappe«
**Auf Englisch:** »Diaphragm and cervical cap users« Daneben gibt es noch diverse Gruppen bei Facebook rund um NFP. Die in den einzelnen Gruppen empfohlenen und verwendeten Regelwerke sind allerdings unter-

schiedlich, der Kenntnisstand der Mitglieder auch. Manchmal stiften diese Gruppen mehr Verwirrung als Hilfestellung. Bitte beachten Sie, dass Sie keine Kontrolle mehr über Ihre Daten haben, sobald Sie Fotos oder PDFs Ihrer Zykluskurven bei Facebook oder anderen sozialen Medien gepostet haben.

## Disclaimer

Ich werde von keinem Betreiber einer der empfohlenen Webseiten für die Nennung bezahlt, habe keinen Beratervertrag oder beziehe sonstige Vorteile. Es handelt sich schlicht um die gleichen Empfehlungen, die wir auch den Patientinnen in meiner Praxis zukommen lassen. Einen regelmäßigen Newsletter zu Frauengesundheit und hormonfreier Verhütung können Sie auf unserer Internetseite abonnieren.

**Privatpraxis für Frauenheilkunde & Naturheilverfahren von Dr. Dorothee Struck**
Esmarchstraße 1a, 24105 Kiel
T.: 0431 / 2404019
E-Mail: moin@frauengesundheit-kiel.de
www. frauengesundheit-kiel.de
Online-Kurse & Webinare rund um Frauengesundheit und Verhütung von Dr. Dorothee Struck
**www.DocDodo.de**

## Dank

Zuerst möchte ich meinem Mann Joachim danken, ohne den ich (als bekennende Technik-Blondine) den Laptop schon lange aus dem Fenster geworfen hätte. Danke an mein wunderbares Praxisteam und meine Kolleginnen: Hinter jeder erfolgreichen Frau stehen andere Frauen, die von der Öffentlichkeit nicht gesehen werden, aber ohne die ihre Arbeit nicht möglich wäre. Und neben der Arbeit ist es eine tägliche Freude und viel Spaß mit meinen »Mädels«. Ich danke Dr. Susanna Kramarz von BVF Medien für ihre gründliche Recherche und Hilfe in Sachen Apps und vor allem für ihre Hinweise zur Datensicherheit. Sie hat meinen Blick für den potenziellen Missbrauch unserer Gesundheitsdaten sehr geschärft. Dazu kommt mein Dank an Martin Kessel und Catharina Bach, die mich mit spannenden Studien zu Muttermundschleim und Barrieremethoden versorgt haben und mit Beharrlichkeit daran arbeiten, dass wir in Europa wieder mehr Auswahl in Sachen Diaphragmen bekommen. Ein dickes Dankeschön nicht zuletzt an all die Frauen, die mir seit 1990 zum Thema Verhütung Löcher in den Bauch gefragt haben. Für Patientinnen ist es gut, Dinge zu hinterfragen und Abläufe im Körper verstehen zu wollen. Ohne sie und die Frauen vom FFGZ Kiel, die längst in alle Winde verstreut sind, wüsste ich nicht, was Frauen bewegt und welche Fragen sie sich stellen. Die Sichtweise einer ausgebildeten Medizinerin ist oft eine andere. In Sachen Verhütung brauchen wir beide Standpunkte, die der Wissenschaft und die der Erfahrung.

# REGISTER

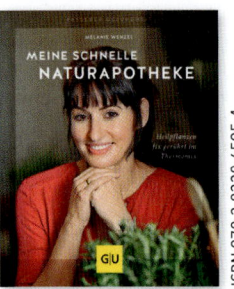
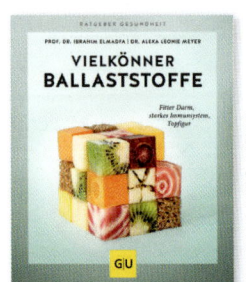
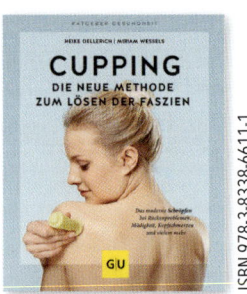
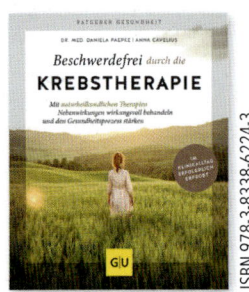
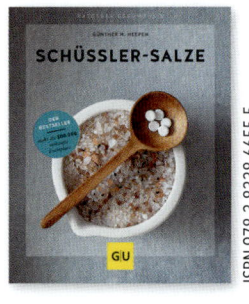
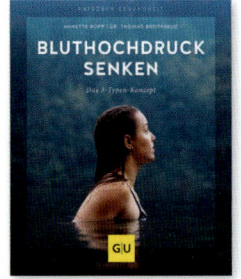
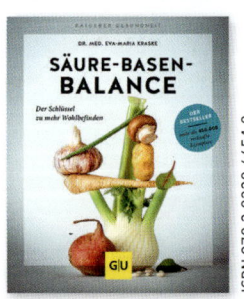
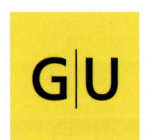

# IMPRESSUM

Projektleitung: Monika Rolle
Lektorat: Margarethe Brunner
Layout & Umschlaggestaltung: independent Medien-Design GmbH, Horst Moser, München
Bildredaktion: Henrike Schechter, Simone Hoffmann
Herstellung: Petra Roth
Satz: Christopher Hammond
Reproduktion: Repro Ludwig, Zell am See
Druck und Bindung: Firmengruppe APPL, aprinta druck, Wemding

ISBN 978-3-8338-6844-3

1. Auflage 2019

Die GU-Homepage finden Sie unter www.gu.de

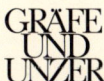

Ein Unternehmen der
GANSKE VERLAGSGRUPPE

## Bildnachweis

Fotoproduktion: Jochen Arndt
Illustrationen: Alexandra Vent
Weitere Abbildungen: Daniela Vagt: S. 4, 117. Getty Images: Umschlag vorne, Umschlag hinten innen, S. 8, 20, 39, 114. iStockphoto: S. 20 (Illu), 45. Mauritius Images: S. 76. Nicole Gebel-Landkammer: S. 83 oben und unten li. Plainpicture: S. 104. Science Photo Library: S. 2, 28, 44. Stocksy: Umschlag hinten re., S. 3, 6, 18, 98, 110.
Syndication: www.seasons agency.de

## Wichtiger Hinweis

Die Gedanken, Methoden und Anregungen in diesem Buch stellen die Meinung und Erfahrung der Verfasserin dar. Die Inhalte wurden von ihr nach bestem Wissen erstellt und mit größtmöglicher Sorgfalt geprüft. Alle Leserinnen und Leser sind für das eigene Tun und Lassen jedoch selbst verantwortlich und somit aufgefordert, selbst zu entscheiden, ob und inwieweit sie die Anleitungen und Anregungen aus diesem Buch umsetzen wollen und können. Lassen Sie sich in Zweifelsfällen zuvor ärztlich kompetent persönlich beraten. Weder Autorin noch Verlag können für eventuelle Nachteile oder Schäden, die aus den im Buch gegebenen praktischen Hinweisen resultieren, eine Haftung übernehmen.

## Umwelthinweis

Dieses Buch ist auf PEFC-zertifiziertem Papier aus nachhaltiger Waldwirtschaft gedruckt.

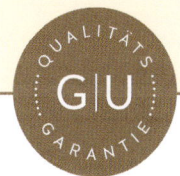

**KONTAKT**
GRÄFE UND UNZER VERLAG
Leserservice
Postfach 86 03 13
81630 München
E-Mail: leserservice@graefe-und-unzer.de

Telefon: 00800 / 72 37 33 33*
Telefax: 00800 / 50 12 05 44*
Mo-Do: 9.00–17.00 Uhr
Fr: 9.00–16.00 Uhr
(*gebührenfrei in D,A,CH)

www.facebook.com/gu.verlag

# GANZ KONKRET: SO FÜLLEN SIE DAS ZYKLUSBLATT AUS

*Bitte messen Sie die Temperatur immer morgens zur selben Zeit mit einem hochwertigen Thermometer am selben Messort (siehe Seite 80). Die Nachtruhe sollte mindestens zwei Stunden dauern und der Messzeitpunkt nicht mehr als eine Stunde abweichen.*

**Zyklustag (ZT):** Der erste Zyklustag ist der Tag, an dem bis 12:00 Uhr mittags eine kräftige, rote Blutung eingesetzt hat.

**Menstruation und Zwischenblutungen:** Die Stärke der Blutung wird mit einem bis drei Kreuzen auf dem Zyklusblatt notiert; Punkte beschreiben Schmierblutungen: X / XX / XXX / •

**Schleimsymptom:** Der Muttermundschleim verändert sich im Zyklusverlauf.

Nichts zu sehen und nichts zu fühlen am Scheideneingang = unfruchtbar = □;

trocken, rau, kein Schleim zu sehen = unfruchtbar = t;

feuchtes Gefühl, aber kein Schleim zu sehen = wenig fruchtbar = f;

feuchtes oder kein Gefühl am Scheideneingang und dicklicher, klebriger, zäher, weißlicher, gelblicher, trüber, nicht spinnbarer Schleim zu sehen = möglicherweise fruchtbar = S;

feuchtes oder nasses Gefühl am Scheideneingang, glitschiger und transparenter, rötlicher/leicht blutiger, spinnbarer, flüssiger, wie Wasser wegrinnender Schleim = sehr fruchtbar = S+, in der Temperaturkurve mit H markieren.

Hier kann auch mit einem bis drei Kreuzen die Menge oder mit Buchstaben die Beschaffenheit des Schleims, z. B. S+ für spinnbar oder O für opak (undurchsichtig) und zäh, vermerkt werden.

**Muttermund:** Die Öffnung des Muttermunds wird als geschlossen •, leicht geöffnet/teilweise verschlossen ● und vollständig geöffnet ○ eingetragen. Die Höhe des Muttermunds markieren Sie bitte innerhalb der Spalte.

**Die Festigkeit des Muttermunds** wird als wenig fruchtbar = fest/hart (H) oder als fruchtbar = locker/weich (W) aufgezeichnet.

**Sex:** X steht für ungeschützter Verkehr, (X) bedeutet Verkehr mit Barrieremethode.

**Besonderheiten:** Hier werden Störfaktoren wie Alkoholkonsum, Grippe, Migräne, weniger als sechs Stunden Schlaf, Zeitverschiebungen oder Medikamenteneinnahme, aber auch Zyklusbeobachtungen wie Unterbauchschmerz und Brustspannen verzeichnet.